Niklas Gebele
Märchen, Mythen, Netflix

Therapie & Beratung

Niklas Gebele

Märchen, Mythen, Netflix

Zum Arbeiten mit populären Narrativen in der Psychotherapie

Psychosozial-Verlag

Bibliografische Information der Deutschen Nationalbibliothek
Die Deutsche Nationalbibliothek verzeichnet diese Publikation
in der Deutschen Nationalbibliografie; detaillierte bibliografische Daten
sind im Internet über http://dnb.d-nb.de abrufbar.

Originalausgabe

E-Mail: info@psychosozial-verlag.de
www.psychosozial-verlag.de

Umschlaggestaltung und Innenlayout nach Entwürfen von Hanspeter Ludwig, Wetzlar
ISBN 978-3-8379-3029-0 (Print)
ISBN 978-3-8379-7752-3 (E-Book-PDF)

Inhalt

»What unites people? Armies? Gold? Flags? Stories! There's nothing in the world more powerful than a good story. Nothing can stop it. No enemy can defeat it.«

Tyrion Lannister in Game of Thrones,
Staffel 8, Episode 6: The Iron Throne (2019)

Vorwort

> »Ernest loved being a psychotherapist. Day after day his patients invited him, into the most intimate chambers of their lives.«
>
> *Irvin D. Yalom:* Lying on the Couch *(1997, S. 1)*

Als ich in den 2000er Jahren Psychologie studierte, wusste ich zunächst noch nicht so recht, ob ich nach dem Studium Psychotherapeut werden sollte. Auch weil mir die klinische Psychologie, die an meiner Universität gelehrt wurde, enttäuschend uninspiriert und eindimensional vorkam. Zu meinem Glück schenkte mir ein Freund und Kommilitone zum Geburtstag ein Buch, das meine Sicht auf die Psychotherapie für immer verändern und nachhaltig prägen sollte: Irvin D. Yaloms großen Psychotherapieroman *Lying on the Couch* (1997, deutsch: *Die rote Couch*). Was mich faszinierte, war nicht nur die Erkenntnis, dass man auf diese Art Psychotherapie machen konnte – passioniert, neugierig und persönlich eingelassen –, sondern auch, dass sich durch und in Psychotherapie die spannendsten Geschichten erzählen lassen: Emotional, überraschend, mitreißend und unvergesslich. Kein Wunder eigentlich, denn Psychotherapie geht den Geschichten auf den Grund, die das wahre Leben schreibt, und setzt alles daran, diese verstehend zu interpretieren und erfolgreich weiterzuschreiben. Seit ich begonnen habe, mich zu trauen, meinen eigenen therapeutischen Stil zu entwickeln, fließt die Lust am Erzählen und Rezipieren von Geschichten – klassischen und modernen, realen und fiktiven – immer wieder in Therapieprozesse ein und erweist sich dort als starke konstruktive und salutogene Kraft. In diesem Buch möchte ich von einigen der Erfahrungen, die ich speziell mit modernen, aus der Popkultur stammenden Geschichten in der Psychotherapie gemacht habe, erzählen. Da ich weder Medien- oder Literaturwissenschaftler noch Psychotherapieforscher bin, müssen meine Überlegungen zur Funktion und Wirkung von Geschichten und meine beschriebenen Erfahrungen zum psychotherapeutischen Potenzial von Popkultur als anekdotisch und subjektiv betrachtet werden. Es ist nicht mein Anspruch, das Standardwerk einer eigenständigen Therapieschule vorzulegen. Dieses Buch soll nicht erklären, wie es geht, sondern zeigen, was alles gehen kann, und damit zum Ausprobieren und Erfahren anregen.

I Einleitung

Niemand ist eine Insel[1]. Der Mensch ist eingebunden in die soziale und historische Umwelt, erlebt sich selbst und andere als Teil einer individuellen und kollektiven Entwicklungsgeschichte.

> »Insbesondere wurzelt der Einzelne in der Geschichte seiner sozialen Gruppe; zusammen mit der Muttersprache verinnerlicht er die Überzeugungen, Werte, Normen und Ziele seiner Gemeinschaft. Er übernimmt ihre kulturelle Tradition in Form von Erzählungen und Mythen, von Glauben oder Aberglauben. Ihm werden auf diese Weise ebenso Konfliktlösungsstrategien vermittelt, wie Regeln des emotionalen Ausdrucks« (Rudolf, 2005, S. 8).

Dass der Mensch sein Leben als Narrativ erlebt und beschreibt, scheint eine universell wichtige, soziale Funktion zu erfüllen: Durch das (Weiter-) Erzählen von Geschichten werden Regeln und Normen sowie implizites Wissen über soziale Prozesse und individuelle Entwicklungsmuster weitergegeben und gelernt. Es ist keine menschliche Kultur – keine Nation, Religionsgemeinschaft, Partei, Firma, Clique oder Familie – bekannt (noch nicht einmal vorstellbar), in der keine Mythen über den Ursprung und die Entwicklung der Gruppe erzählt werden.

> »Genau wie der Traum bietet auch der Mythos eine Geschichte, die sich in Raum und Zeit abspielt, eine Geschichte, die in symbolischer Sprache religiöse und philosophische Ideen, Erfahrungen der Seele ausdrückt, in denen die wahre Bedeutung des Mythos liegt« (Fromm, 2001, S. 130).

1 Aus dem Gedicht *Wem die Stunde schlägt (For Whom the Bell Tolls)* von John Donne, zitiert nach Hemingway, 1977, S. 7. Übersetzung durch den Autor.

Das Erzählen von Geschichten scheint eine anthropologische Konstante zu sein (Ranke, 1967; Siefer, 2015), die das Funktionieren und die Weiterentwicklung von Gemeinschaften sowie des Individuums im sozialen Kontext der Gemeinschaft sichert. So kann das Wissen über die eigene Familiengeschichte – also die Geschichten, die in der Familie über die Familie erzählt werden – ein Prädiktor für Zufriedenheit, emotionale Gesundheit und Stressresilienz von Kindern sein (Duke et al., 2008). Gerade Krankheit, als oftmals unvorhersehbares, als willkürlich und sinnlos erlebtes Geschehen, kann der narrativen, Kausalität und Sinn stiftenden Integration bedürfen, um der Angst und Unsicherheit, welche Krankheit mit sich bringen kann, konstruktiv begegnen zu können (Antonovsky, 1997; Charon, 2008). Sowohl eine individuelle Krankheit als auch, auf der kollektiven Ebene, Krankheit als Konzept können somit als Aspekte des Jung'schen Schattenarchetyps (Jung, 2001) gesehen werden, jener Anteile in uns, die wir zunächst abwehren, mit denen wir uns nicht verbinden wollen, die aber letztlich – gegebenenfalls im Rahmen einer Psychotherapie – zur gelingenden Individuation beziehungsweise Ich-Werdung sinnhaft integriert werden müssen. Wie stark das intuitive Motiv, Informationen in Form sinnhafter Narrative zu verarbeiten, ist, konnte in einem klassischen psychologischen Experiment (Heider & Simmel, 1944) eindrücklich illustriert werden, in dem Versuchspersonen eine kurze Animation sich bewegender geometrischer Formen gezeigt wurde. Auf die offene Frage, was sie soeben gesehen hätten, berichteten fast alle Versuchspersonen von den geometrischen Formen als intentional handelnde Personen, die Mehrheit erzählte eine vollständige, zusammenhängende Geschichte.

Wenn wir unser Leben und die Welt um uns herum in Form von Geschichten begreifen, liegt es nahe, auch und vor allem die Psychotherapie (insbesondere die psychodynamischen Verfahren, mit ihrer Grundregel des freien und unselektierten Erzählens und Assoziierens) als eine Form des Geschichtenerzählens zu verstehen. Patient*innen erzählen in der Psychotherapie nicht nur ihre Krankheits-, sondern auch ihre Lebens-, Liebes-, Beziehungs-, (Miss-)Erfolgs- und Persönlichkeitsentwicklungsgeschichten. Diese Erzählungen sind immer subjektiv, erinnert, gefiltert und interpretiert: *We don't see things as they are, we see them as we are*[2]. Und dennoch sind die Geschichten, ist die persönliche Geschichte, nicht ohne

2 Dieses Zitat wird häufig der amerikanischen Schriftstellerin Anaïs Nin zugeschrieben, wobei umstritten ist, ob sie es als Erste geprägt hat.

diese Erzählungen erfahrbar, da die vollständige, unmittelbare persönliche Geschichte eines anderen Menschen nur durch seine und anderer Erzählungen (re-)konstruiert werden kann. Ohne Geschichte keine Erzählung, ohne Erzählungen keine Geschichte.

Erzählungen beziehungsweise Narrative zeichnet aus, dass sie neben der expliziten Handlung eine tieferliegende Geschichte über Sinnhaftigkeit, Entwicklung, Emotionen und Kohärenz offenbaren, die allerdings erst erschlossen werden muss. Ebenso weist auch jede menschliche Kommunikation, neben objektiven/faktischen Aussagen, eine Ebene subjektiver, impliziter und oft unbewusster Informationsübermittlung auf (Schulz von Thun, 1981; Watzlawick et al., 1967), ohne welche der Sinngehalt des explizit Kommunizierten nicht erschlossen werden kann, weshalb wir in der Psychotherapie, die das Verstehen des Geschehenden als Zugang zu dessen Veränderung und damit Grundlage von Entwicklung begreift, gerade diesen tieferliegenden, impliziten Sinn- und Wirkungszusammenhang als besonders relevant und interessant betrachten (Argelander, 2014). Die Literaturwissenschaft (Reagan et al., 2016) hat auf Basis der Analyse von 1.327 englischsprachigen fiktionalen Texten in der Datenbank des *Project Gutenberg* postuliert, dass es nur sechs grundlegende Verlaufsformen emotionaler Narrative gebe, an deren Grundstruktur (z. B. »vom Tellerwäscher zum Millionär«, »Cinderella« oder »Ödipus«) sich alle Erzählungen orientierten. In ähnlicher Weise gehen psychodynamisch orientierte Psychotherapeut*innen davon aus, dass sich die psychische Entwicklung des Menschen an sieben zentralen Grundkonflikten entlang vollzieht (Arbeitskreis OPD, 2006). Die Bewusstmachung und Analyse der pathogenen Hauptkonfliktthemen ermöglicht der Patient*in Einsicht in die eigenen dysfunktionalen Erlebens- und Verhaltensmuster und macht diese somit dem Durcharbeiten und letztlich der Veränderung zugängig.

> »Das Gewinnen von Einsicht zählt – neben der Internalisierung einer positiven Beziehungserfahrung – zu den zentralen Wirkfaktoren psychodynamischer Therapien. [...] Dem Patienten Einsicht in vorbewusste oder unbewusste Zusammenhänge zu vermitteln, bedeutet nicht, ihn zu einem intellektuellen Begreifen von Zusammenhängen zu bringen. Psychodynamische Einsicht ist affektive Einsicht, an der kognitive ebenso wie emotionale Faktoren beteiligt sind, und unterscheidet sich maßgeblich von sogenannten intellektualisierenden Pseudo-Einsichten« (Wöller et al., 2010, S. 175).

Einsicht – im psychotherapeutischen Sinne – ist also auch an den emotionalen Gehalt des zu analysierenden Inhalts, der zu verstehenden Geschichte, geknüpft. Psychotherapeut*innen und Patient*innen entwerfen hierfür im Laufe der Psychotherapie Bilder, Metaphern, Analogien und Symbole, die dem emotionalen Erleben der Patient*in eine beschreibbare Form verleihen: »Die Grenzen meiner Sprache bedeuten die Grenzen meiner Welt« (Wittgenstein, 1989, S. 134). Diese Grenzen können durch das gemeinsame Erzählen, Rezipieren und Interpretieren von Geschichten, als Form der psychotherapeutischen Mäeutik, erweitert werden, sodass gemeinsames Verstehen und Einsicht erwachsen, wo zuvor oft Sprachlosigkeit und Unverständnis herrschten.

I.I Psychologie in der Popkultur

> »Als der Film begann, Geschichten zu erzählen, wurde er zum Massenmedium. Denn wir leben Geschichten ebenso wie wir unser Leben in Geschichten zu fassen suchen. […] Geschichten sind so etwas wie ein kulturelles Gedächtnis. Das Kino wirkt aber nicht nur, weil es die Zuschauer mit Geschichten versorgt. Es entfaltet seinen Reiz auch dadurch, dass es bereits bekannte Geschichten abwandelt« (Blothner, 1999, S. 39f.).

Wenn unser kulturelles Gedächtnis, unser kollektives Weltwissen, auch und erheblich durch die Geschichten, welche wir sehen und hören, kommuniziert und geprägt wird, dann müssen wir als Psychotherapeut*innen ein besonderes Interesse daran haben, welches Wissen, welche Bilder und Konzepte in den Geschichten, die unsere Gesellschaft hervorbringt und die sie wiederum prägen, über psychische Krankheit und psychotherapeutische Behandlung transportiert werden. Autor*innen und Filmemacher*innen haben sich schon immer für die psychologische Normabweichung interessiert. Leider erschöpften sich die entsprechenden Geschichten allzu oft in der mehr oder weniger (meist weniger) adäquaten Darstellung von Psychopathologie als einzig greifbare Ursache eines ansonsten unfassbar Bösen. Das ein oder andere filmische Meisterwerk ist dabei dennoch entstanden, Alfred Hitchcocks Klassiker *Psycho* (1960), *Marnie* (1964) oder *Spellbound* (dt.: *Ich kämpfe um dich*, 1945) zum Beispiel. Tendenziell kommen psychisch erkrankte Menschen in Film und Fernsehen des zwanzigsten Jahrhunderts nicht gut weg. Goodwin (2014) zeigt auf, dass vor allem im

Horror- und Psychothrillergenre die Darstellung von Psychopathologie meist sehr negativ und daher potenziell stigmatisierend ist. Insbesondere Menschen mit schizophrenen Störungen werden dabei oft dramatisch dämonisiert. In Filmen des 20. Jahrhunderts macht Hyler (2003) fünf gängige Stereotype über Menschen mit psychischen Störungen aus: den verrückten Killer (z. B. *Psycho*, 1960; *American Psycho*, 2000), den narzisstischen Egoisten (z. B. *Reine Nervensache*, 1999), die weibliche Patientin als Verführerin (z. B. *Marnie*, 1964; *Durchgeknallt*, 1999), den rebellischen Freigeist (z. B. *Einer flog über das Kuckucksnest*, 1975) und den inselbegabten Sonderling (z. B. *Rain Man*, 1988).

Auch die hochgelobten modernen TV-Serien des sogenannten goldenen Zeitalters des Fernsehens, das in den späten 1990er und frühen 2000er Jahren durch amerikanische Pay-TV-Sender wie HBO eingeleitet und durch Streamingdienste wie Netflix und Amazon Prime zur Blüte gebracht wurde, liefern keineswegs durchweg korrekte oder auch nur nicht in stigmatisierender Weise stereotype oder dramatisierte Darstellungen psychischer Störungen. Es scheint mir jedoch schon ein klarer Trend des Bemühens um eine differenziertere, realistischere und wohlwollendere Darstellung von Menschen mit psychischen Problemen erkennbar zu sein. Tony Soprano (*The Sopranos*, 1999, Panikstörung), Carrie Mathison (*Homeland*, 2011, Bipolare affektive Störung), Doug Stamper (*House of Cards*, 2013, Alkoholabhängigkeit), Rust Cole (*True Detective*, 2014, Dysthymia, Multiple Substanzabhänigkeit) und Jessica Jones (*Jessica Jones*, 2015, Posttraumatische Belastungsstörung) sind einige der komplexen und faszinierenden Charaktere, die eindeutig psychisch krank sind, deren Charakterzeichnung und -entwicklung sowie narrative Funktion sich jedoch nicht darin erschöpfen. Vielmehr bringen die psychischen Probleme zusätzliche Tiefe und Ambivalenz in die Figuren und bereichern die Diversität und Realitätsnähe des Ensembles. Auch Serien, welche die Störungen und Symptome ihrer Protagonist*innen in den Vordergrund stellen, bemühen sich in den letzten Jahren um eine realitätsnähere und eher entstigmatisierende Darstellung – was zugegebenermaßen mal besser, mal weniger gut gelingt. *Taras Welten* (2009, Dissoziative Identitätsstörung), *Shameless* (2011, Alkoholabhängigkeitssyndrom, Bipolare affektive Störung), *Bojack Horseman* (2014, Depressionen, Alkoholismus), *Club der roten Bänder* (2015, Anorexia nervosa), *Legion* (2017, Schizophrenie), *13 Reasons Why* (2017, Depression und Suizidalität), *Atypical* (2017, Asperger-Syndrom) und *The Good Doctor* (2017, Asperger-Syndrom) sind einige Beispiele für diesen

Trend. Selbst dort, wo keine klinisch relevanten psychischen Störungen dargestellt werden, scheint ein Trend zu psychologischerem Storytelling zu bestehen. Für die Motive, Impulse, Ängste, Stärken und Schwächen von Held*innen und Antiheld*innen werden zunehmend psychologisch nachvollziehbare Herleitungen und Erklärungen erwartet und gegeben. Mit der Bewältigung belastender Lebensereignisse oder Verlusterfahrungen, Bindungsängsten und inneren Konflikten ringen heutzutage sogar die ehemals eindimensionalen und genau *darüber* erhabenen Popkulturhelden: Superman (*Man of Steel*, 2013; *Batman v Superman: Dawn of Justice*, 2016) und James Bond (*Casino Royale*, 2006; *Ein Quantum Trost*, 2008). In bester psychoanalytischer Tradition werden Charaktere und Persönlichkeitsentwicklung auffallend oft als durch die Auseinandersetzung mit den eigenen Eltern geprägt dargestellt, ob diese nun manipulativ sind, wie die Mütter von Tony Soprano (*The Sopranos*, 1999) und Norman Bates (*Bates Motel*, 2013), oder unempathisch und abweisend wie bei Leonard Hofstadter (*The Big Bang Theory*, 2007) und Jesse Pinkman (*Breaking Bad*, 2008). Da werden verstorbene Väter idealisiert und gleichzeitig als übergroße Vorbilder unbewusst gefürchtet (Bruce Wayne, *Batman Begins*, 2005; *Gotham*, 2014), und manchmal kommt sogar all das zusammen (Jax Teller, *Sons of Anarchy*, 2008).

In einer Zeit, in der Serien nicht mehr episodenweise von Woche zu Woche gesehen, sondern in oft stundenlangen Sessions *gebinget* werden, und in der gleichzeitig eine nie dagewesene Vielfalt und damit Konkurrenz an jederzeit an jedem Ort verfügbaren Serien und Filmen besteht, müssen nicht nur die Handlungsbögen über lange Zeit hinweg spannend sein, sondern vor allem auch die Charaktere ein hohes Identifikationspotenzial aufweisen, um Zuschauer*innen an sich zu binden. Wir identifizieren uns vor allem dann mit fiktionalen Charakteren, wenn diese verkörpern, wie wir uns selbst sehen oder wie wir selbst gerne wären (Derrick et al., 2008). Die modernen Figuren, die mit emotionalem Stress, traumatischen Erfahrungen und zum Teil manifester psychischer Krankheit zu kämpfen haben und dabei doch immer wieder dramatisch über sich hinauswachsen, vereinen diese Identifikationspotenziale in bis dahin vielleicht unerreichter Weise.

Ausgehend vom psychodynamischen Störungsmodell, wonach Psychopathologien als extrem ausgeprägte Manifestationen universeller innerer Konflikte angesehen werden, kann in der Darstellung psychisch kranker oder anderweitig stark von der psychischen Norm abweichender Charaktere auch ein erzählerisches Mittel zur Veranschaulichung allgemeinpsychologischer und damit breit anschlussfähiger Themen gesehen werden. Zum Beispiel kann die unter Autor*innen moderner Serien beliebte narzisstische Persönlichkeitsstörung als unflexibler und dysfunktionaler Versuch gesehen werden, Selbstwertgefühl und Selbstvertrauen zu erfahren, was letztlich für jeden Menschen von entscheidender Bedeutung ist. Wir fühlen uns vielleicht bedroht, aber auch fasziniert von Charakteren, die unsere geheimen narzisstischen Bedürfnisse und Fantasien auf der Leinwand ausleben, wie zum Beispiel Negan (*The Walking Dead*, 2010), Big Jim Rennie (*Under The Dome*, 2013), Frank Underwood (*House of Cards*, 2013) und Joffrey Baratheon (*Game of Thrones*, 2011). Aus demselben Grund könnte auch das Motiv des Psychotraumas aktuell so beliebt sein (z. B. *Jessica Jones*, 2015; *Mr. Robot*, 2015; *True Detective*, 2015; *Star Trek: Discovery*, 2017; *Babylon Berlin*, 2017; *Joker*, 2019). Die meisten Menschen kennen aus ihrem Leben Gefühle erschütternder Angst, beklemmender Hilflosigkeit und ungerechten Leidens, auch wenn sie nicht in pathogener Weise psychisch traumatisiert wurden. Genau wie wir kämpfen unsere Serienheld*innen mit unterschiedlichen und widersprüchlichen sozialen Rollen, auch wenn dieser Kampf bei Tony Soprano (*The Sopranos*, 1999), Jax Teller (*Sons of Anarchy*, 2008) und Walter White (*Breaking Bad*, 2008), die versuchen (und letztlich daran scheitern), erfolgreiche Kriminelle und gute Familienväter zur gleichen Zeit zu sein, spektakulärer daherkommt und gerade weit genug von unserer Alltagsrealität entfernt ist, um gedanklich davon abschalten zu können. Überhaupt ist die Identitätsfindung ein universelles menschliches Thema und vermutlich daher auch seit jeher beliebtes Narrativ fiktionaler kultureller Produktionen. Beliebte und uns offenbar intuitiv verständliche Metaphern für die persönliche Identitätsfindung sind die Frage nach der unbekannten eigenen Abstammung und die Suche nach einem mythisch vorbestimmten Schicksal. Dieses Erzählmuster, die sogenannte Heldenreise (Campbell, 2014), findet sich in klassischen Erzählungen wie der *Ilias*, der *Odyssee* und *König Ödipus* (Schwab, 2011) ebenso wie in neueren Mythen wie *Star Wars* (1977, Luke, Anakin, Kylo, Rey) und *Game of Thrones* (2011, Jon, Daenerys) und sogar bei modernen Antihelden wie Dexter Morgan (*Dexter*, 2006) und Walter White (*Breaking Bad*, 2008). Die Suche nach Identität umfasst auch das Finden und Leben einer kongruenten psychosexuellen Identität, was eine zentrale Entwicklungsaufgabe für Jugendliche und junge Erwachsene darstellt, aber auch später im Leben von entscheidender Bedeutung sein kann. Hier bieten einige der neueren Serien mit ihrer Diversität an queeren Charakteren eine erfreuliche Erweiterung der Identifikationsmöglichkeiten, zum Beispiel *Shameless* (2011), *Orange Is the New Black* (2013), *Transparent* (2014) oder *Star Trek: Discovery* (2017).

Nur kurz sei hier abschließend noch erwähnt, dass die popkulturelle Porträtierung von Psychotherapeut*innen eine der Darstellung von Menschen mit psychischen Problemen ganz ähnliche Entwicklung genommen hat (siehe hierzu ausführlicher: Ühlein & Gebele, 2020). Lange Zeit waren in Psychiatrie und Psychotherapie Tätige in Filmen überwiegend bösartig manipulative Gruselgestalten (Hopson, 2014), wie zum Beispiel in *Das Kabinett des Doktor Caligari* (1919), *Spellbound* (dt.: *Ich kämpfe um dich*, 1945), *Einer flog über das Kuckucksnest* (1975) oder *Das Schweigen der Lämmer* (1991). Während dieser Typus noch immer seinen festen Platz in der Popkultur hat (z. B. *Batman Begins*, 2005; *Dexter*, 2006; *Skins – Hautnah*, 2007; *Hannibal*, 2013; *Tatort: Gefangen*, 2020), trat seit den 1990er Jahren eine weitere, ebenso klischeehafte Kategorie in den Vordergrund: Der typische Filmtherapeut ist nunmehr überwiegend männlich, weiß, mittleren Alters, seltener bösartig, sondern freundlich, dafür aber klinisch inkompetent bis vertrottelt (Gharaibeh, 2005; Herb, 2012). In fast der Hälfte der in einer Studie untersuchten Fälle (Gharaibeh, 2005) leistet er sich darüber hinaus berufsethische Grenzverletzungen, von denen wiederum etwa die Hälfte sexueller Natur ist. Erst in der jüngeren Vergangenheit und in aktuellen Filmen und Serien findet sich, ähnlich wie bereits in Bezug auf Menschen mit psychischen Problemen dargestellt, eine erfreuliche Diversität und Differenziertheit in der Darstellung von Psychotherapeut*innen. Insgesamt sind sie, ebenso wie andere Charaktere der neuen Seriengeneration auch, persönlich vielschichtiger, konflikthafter und als Menschen authentischer geworden, bleiben dabei aber oft einfühlsam, auf das Wohl ihrer Patient*innen bedacht und durchaus kompetent, wenn auch bisweilen unkonventionell (z. B. *Die Sopranos*, 1999; *In Treatment – Der Therapeut*, 2007; *Suits*, 2011; *Lucifer*, 2016; *Atypical*, 2017; *Gypsy*, 2017; *Sex Education*, 2019; *Freud*, 2020).

Geschichten waren schon immer mehr als nur Unterhaltung. Sie vermitteln implizites Wissen über zentrale menschliche Gefühle und Motive sowie komplexe soziale Interaktionsprozesse. Sie bieten Möglichkeiten zum Modelllernen und probeweisen Durchspielen von sozialer Interaktion, Problemlösung, Empathie und Emotionsmanagement. Und wie alle Geschichten stellen auch und vor allem die psychologisch fundierten, menschlich diversen popkulturellen Stoffe der Gegenwart einen niederschwelligen und zugleich sehr fruchtbaren Zugang zu Selbstexploration und Selbsterkenntnis dar, der für die psychotherapeutische Arbeit von großem Nutzen sein kann.

I.II Geschichten in der Psychotherapie

Von der Deutung von Traumsymbolen (Freud, 1900), der Symbolik archetypischer Bilder (Jung, 2001), der Beschreibung charakteristischer Konfliktthemen anhand biblischer und griechischer Mythen (Freud, 1913; Fromm, 2001) sowie klassischer Volksmärchen (Bettelheim, 1993) hat sich Psychotherapie immer vertrauter – gleichsam archetypischer – Narrative bedient und sich selbst als das Erzählen von Geschichte(n) verstanden. Träume, Mythen und jede andere Art von Narrativ stellen Sublimierungen der Konflikte ihrer Autor*innen und Erzähler*innen dar, beschreiben somit auf einer tieferen Ebene immer auch universelle Entwicklungsthemen und zwischenmenschliche Problemstellungen und liefern dadurch konkrete Beispiele für deren Vermittlung und Reflexion. Der Ödipus-Mythos (Schwab, 2011) als Analogie für den nach ihm benannten Grundkonflikt ist hierfür das wahrscheinlich populärste Beispiel.

Neuere, in dieser geschichtenträchtigen Tradition stehende psychotherapeutische Methoden sind unter anderem die Biblio- oder auch Poesietherapie, welche als Überbegriffe die »Nutzbarmachung des Lesens zu therapeutischen Zwecken« (Merten, 2002, S. 558) bezeichnen (Petzold & Orth, 2005; Reddemann, 2008). Selbstverständlich lässt sich dieser Ansatz auch auf andere Medien, zum Beispiel Filme, ausweiten (Abilgaard, 2013; Fellinger, 2018). Der Vielfalt der Ansätze entspricht eine sehr heterogene Bewertung der Wirksamkeitsevidenz. Einiges spricht dafür, dass bibliotherapeutische Verfahren eine wirksame Ergänzung darstellen können, sofern sie im Rahmen von Richtlinienpsychotherapie durch kompetente Psychotherapeut*innen zur Anwendung gebracht werden (Merten, 2002). Auch aktives Erzählen beziehungsweise Schreiben wird in vielfältiger Form psychotherapeutisch eingesetzt. Die Wirksamkeit expressiven Schreibens, bei dem möglichst spontan und ungefiltert über eigene Erlebnisse und Emotionen geschrieben wird, konnte für eine Reihe psychischer und somatischer Outcomes bestätigt werden (Pennebaker & Chung, 2011; Pennebaker & Evans, 2014; Smyth et al., 1999). Das verwundert nicht, ist doch das Tagebuchschreiben eine altbewährte und weitverbreitete Selbstreflexions- und Emotionsregulationstechnik. Von Theodor Fontane wird gar erzählt, er habe sich 72-jährig, nachdem konventionelle zeitgenössische Therapien nicht angeschlagen hätten, durch das Schreiben seiner Memoiren selbst von einer depressiven Episode geheilt (Maercker & Forstmeier, 2013). Verschiedene Therapieverfahren setzen die narrative Rekapitulation der eigenen Lebensgeschichte und insbesondere traumatisierender Erlebnisse in der Behandlung posttraumatischer Belastungsstörungen ein (z.B. STAIR/NST, Hassija & Cloitre, 2014; NET, Neuner et al., 2002), unter anderem mit dem Ziel, das durch die Traumatisierung erschütterte Erleben von Verstehbarkeit, Bewältigbarkeit und Sinnhaftigkeit (vgl. Antonovsky, 1997) zu stärken. Die aus der systemischen Familientherapie hervorgegangene Narrative Therapie nähert sich einem verstehenden und selbstwirksamen Umgang mit der Lebens- und Krankheitsgeschichte der Klient*in an, indem sie dieser explizit und bewusst eine narrative Struktur gibt und unter anderem die Krankheit beziehungsweise deren Symptomatik als Antagonistin in der eigenen Geschichte symbolisiert (White, 2010; White & Epston, 2013). Hiervon ausgehend kann dann beispielsweise erarbeitet werden, was die Motive des Symptoms sind, wo seine Stärken und Schwächen liegen, wann es schon einmal besiegt wurde und wie es auf Dauer bezwungen werden könnte, um der Geschichte ein Happy End zu verleihen.

Die einsichtsfördernde Auseinandersetzung mit der eigenen Geschichte und das bewusste und aktive (Weiter-)Erzählen derselben sind offenbar wirk- und heilsame Vorgänge, die nicht nur, aber auch und gerade in der Psychotherapie, von erheblicher Bedeutung sein können. Nun könnte man vielleicht behaupten (auch wenn meine persönliche Alltagserfahrung nicht durchgängig dafür spricht), dass wir Psychotherapeut*innen noch mit all den großen, klassischen Erzählungen vertraut sind und so manche an Lebenserfahrung und humanistischer Bildung reiche Patient*in ebenso – wer jedoch heutzutage mit Patient*innen aller Altersgruppen und sozialen Milieus arbeitet, der wird bereits die Erfahrung gemacht haben, dass vielen Kindern *Grimms Märchen* (Jürgensmeier, 2007) allenfalls noch in der Disney-Version vertraut sind und viele Erwachsene weder aus dem *Faust* (Goethe, 1808) noch aus der *Ilias* (Schwab, 2011) zitieren können, sehr wohl aber aus *Dirty Dancing* (USA, 1987), der *Herr-der-Ringe*-Trilogie (USA, 2001–2003) oder *Game of Thrones* (USA, 2011–2019). Sie kennen den Archetypus des Schattens nicht von C. G. Jung (2001), wohl aber als Darth Vader aus *Star Wars* (USA, 1977–2019). Die Heldenreisen eines Siegfried (*Das Nibelungenlied*, Grosse, 2011) oder *Odysseus* (Schwab, 2011) sind ihnen allenfalls dem Namen nach vertraut, sie können aber detail- und kenntnisreich über die Individuation des Zauberlehrlings *Harry Potter* (UK/USA, 2001–2011) berichten, und die große Tragödie des Chemielehrers und Drogenbarons Walter White aus der Serie *Breaking Bad* (USA, 2008–2013) gehört genauso selbstverständlich zu ihrem Kanon, wie es die des Prinzen *Hamlet* (Shakespeare, 2014) nicht tut. Wer dem mit Offenheit und Interesse begegnet und sich die reflexhafte, aber leidlich unoriginelle Klage über den Verfall der Kultur und die Ignoranz der Jugend verkneift, kann also feststellen, dass sich, wie schon immer, die Geschichten ändern, die zugrundeliegenden Erzählungen jedoch weiterhin universell gültig sind. Um ein weiteres Beispiel zu nennen: Man muss nicht Marc Aurel gelesen haben, um die Bedeutung eines achtsamen Präsentseins im Hier und Jetzt angesichts der drohenden Sinnlosigkeit vor dem Hintergrund der Gewissheit eigener Endlichkeit zu begreifen. Denn wenn es beim römischen Stoiker heißt:

> »Selbst wenn du dreitausend Jahre leben solltest oder gar zehnmal so lange, denke dennoch daran, dass niemand ein anderes Leben verliert als das, welches er lebt, und dass er kein anderes Leben lebt, als das, welches er verliert. Es läuft also das längste Leben auf dasselbe hinaus wie das kürzeste. Denn die Gegenwart ist für alle gleich und die Vergangenheit ebenso, und was wir verlieren, erscheint so nur ganz wenig. Niemand kann wohl Vergangenes oder Zukünftiges verlieren. Was einer nämlich nicht hat, wie könnte ihm das jemand wegnehmen? Man muss also stets an diese beiden Dinge denken: Erstens, dass sich alles seit ewigen Zeiten in einem unveränderlichen Kreislauf befindet und dass es keinen Unterschied macht, ob jemand dasselbe in hundert oder zweihundert Jahren oder in unendlicher Zeit sehen wird; zweitens, dass wer am längsten lebt, dasselbe verliert wie, wer sehr jung stirbt. Denn nur das Gegenwärtige wird ihm geraubt, weil er nur das besitzt und weil er, was er nicht besitzt, auch nicht verlieren kann« (Krapinger, 2019, S. 25),

formuliert die 16-jährige krebskranke Hazel in dem Kultjugendfilm *Das Schicksal ist ein mieser Verräter* (USA, 2014), um den sich noch eines der psychotherapeutischen Fallbeispiele in diesem Buch drehen wird, dieselbe Erkenntnis nicht weniger poetisch:

> »Es gibt unendlich viele Zahlen zwischen Null und Eins. Natürlich ist dann die Menge der unendlichen Zahlen zwischen Null und Zwei noch größer,

> oder die zwischen Null und einer Million. Manche Unendlichkeiten sind einfach größer als andere Unendlichkeiten […] Ich hätte für mich gern mehr Zahlen, als ich wahrscheinlich kriegen werde […] Aber Gus, mein Liebster, ich kann gar nicht sagen, wie dankbar ich Dir bin für unsere kleine Unendlichkeit. Du hast mir in unserer kurzen Zeit eine kleine Ewigkeit geschenkt und dafür werde ich Dir ewig dankbar sein.«

Auch zeitgenössische Narrative bieten also, gerade weil sie unseren Patient*innen (und uns) vertraut sind, dieselben Möglichkeiten der einsichtsfördernden Bildung von Analogien, Metaphern und Symbolen, wie es die klassischen Stoffe seit jeher getan haben.

Im Hinblick auf die therapeutische Wirksamkeit aktueller Popkultur lohnt auch ein Klick auf das englischsprachige Selbsthilfeforum *www.themighty.com* (»We face disability, disease and mental illness together«), wo Betroffene regelmäßig über die bestärkende, ermutigende, tröstende und einsichtsfördernde Wirkung popkultureller Narrative, wie zum Beispiel *Harry Potter*, *Star Wars* oder der jeweils aktuellen Netflix-Serien, schreiben, sich aber auch kritisch mit der Darstellung chronischer, vor allem psychischer Erkrankungen in zeitgenössischen Medien befassen. So vergleicht ein User die seelenaussaugenden Dementoren aus *Harry Potter* mit seiner depressiven Störung, die ihn sich wie die Dementoren »kalt und taub fühlen lässt und alle Fröhlichkeit aus der Welt saugt« (Metcalf, 2017, Übersetzung durch den Autor), beschreibt aber auch, wie die *Harry-Potter*-Filme ihn dabei ermutigt hätten, ebenso wie der Zauberschüler immer wieder gegen seinen großen Gegner Lord Voldemort antreten muss, immer wieder aufs Neue gegen die Depression zu kämpfen: »Eine Depression ist nichts, was man leicht loswird, genau wie Voldemort« (ebd., Übersetzung durch den Autor). Eine andere Userin (S., 2020) lobt die Serie *Bojack Horseman* (USA, 2014) dafür, ihr geholfen zu haben, die Gewichtszunahme im Rahmen einer wirksamen antidepressiven Medikation zu akzeptieren, so wie es der Serien-Charakter Diane getan habe.

Die amerikanische Psychotherapeutin Janina Scarlet hat mehrere auf popkulturellen Narrativen basierende Selbsthilfebücher herausgebracht, mit denen sie einen niederschwelligen und attraktiven Zugang zur Konfrontation und Beschäftigung mit persönlichen psychischen Problemen schafft. *Superhero Therapy: A Hero's Journey through Acceptance and Commitment Therapy* (Scarlet, 2016) bringt den Leser*innen im klassischen Superheldencomicstil die Grundzüge der Akzeptanz- und Commitmenttherapie (Hayes et al., 1999) näher und vermittelt einfache Techniken zur achtsamen Selbstexploration, Werteklärung und Selbstakzeptanz. In *Harry Potter Therapy: An Unauthorized Self-Help Book from the Restricted Section* (Scarlet, 2017) werden anhand zahlreicher Beispiele und Metaphern aus den *Harry-Potter*-Büchern und -Filmen ebenfalls Grundlagen und einfache Selbsthilfetechniken der Akzeptanz- und Commitmenttherapie und des Selbstmitgefühls (*self compassion*, Neff, 2012) vermittelt.

Meine Erfahrung aus der psychotherapeutischen Praxis zeigt, dass man mit Patient*innen, insbesondere solchen, welche aus Angst vor Beschämung oder Ablehnung starke innere Widerstände gegen eine unzensierte Selbstoffenbarung aufweisen, gerade über scham-, schuld- oder angstbesetzte Themen und Fantasien nur schwer direkt ins Gespräch kommt. Die gemeinsame Reflexion der Geschichten, welche den Patient*innen selbst vertraut und wertvoll sind, versetzt sie in die Lage, mindestens auf Augenhöhe, im besten Fall sogar als wahre Expert*innen, mit der Psychotherapeut*in assoziieren, klarifizieren und diskutieren zu können. Das aktive und glaubhafte Interesse der Therapeut*in an etwas, das der Patient*in wichtig ist, oft aber subtil als minderwertig abgetan wird, vermittelt aufrichtige Wertschätzung für die Gefühle, Bedürfnisse und Fantasien der Patient*in. Gerade – aber bei Weitem nicht ausschließlich – für Kinder, Jugendliche und junge Erwachsene stellen popkulturelle Stoffe ein vertrautes Terrain und somit einen sichereren Ausgangspunkt für den vorsichtigen Aufbau einer von Augenhöhe, Wertschätzung und Neugier geprägten therapeutischen Beziehung dar, und Patient*innen sind regelmäßig positiv überrascht bei der Feststellung, dass »auch so etwas« Raum und Bedeutung in der Therapie bekommen kann. In diesem Buch möchte ich, anhand einiger Geschichten aus meiner eigenen psychotherapeutischen Praxis, Neugier und Lust auf das Ausprobieren dieses kreativen, freudvollen, persönlich bereichernden und therapeutisch wirksamen Ansatzes wecken. Darüber hinaus werde ich in zwei kürzeren Kapiteln beispielhaft Möglichkeiten und Chancen des Rückgriffs auf Popkulturreferenzen in der Wissenschaftskommunikation und Lehre aufzeigen.

II Psychotherapiegeschichten

Die folgenden Geschichten basieren auf realen Patient*innen und Behandlungsverläufen aus meiner psychotherapeutischen Arbeit. Alle Personen wurden sorgfältig anonymisiert und verfremdet und es wurden teilweise Elemente mehrerer ähnlicher Fälle zu einer Fallgeschichte kombiniert. Die Therapieprozesse wurden erzählerisch verdichtet und die Arbeit mit popkulturellen Narrativen stellt den Hauptfokus der Geschichten dar. Tatsächlich waren diese speziellen Interventionen in jedem der geschilderten Behandlungsverläufe eingebettet in konventionelle psychotherapeutische Settings und Methoden, überwiegend tiefenpsychologisch fundierte Richtlinienpsychotherapie, welche aber an dieser Stelle nur insoweit beschrieben werden, wie sie für das Verständnis und die Kontextualisierung der Arbeit mit Popkulturstoffen von Bedeutung sind.

II.I *Alles steht Kopf:* Die Funktion von Kummer – Konflikte erkennen und durcharbeiten

Fast alle Kinder, aber auch viele Erwachsene, haben den Animationsfilm *Alles steht Kopf* (USA, 2015) gesehen. In kindgerechter Weise werden die Abenteuer der fünf anthropomorphisierten Grundaffekte Freude, Ekel, Angst, Wut und Kummer im Gehirn eines elfjährigen Mädchens erzählt. Obwohl der populäre Film aus streng neuropsychologischer Sicht natürlich grob simplifiziert (Scott, 2017), weiß ich persönlich von vielen psychotherapeutischen Kollegen*innen, die zum Einstieg in die Psychoedukation oder in der Arbeit an Emotionswahrnehmung und -regulation gerne auf ihn zurückgreifen, wobei uns die große Popularität des Films bei Kindern, Jugendlichen und Erwachsenen im Elternalter zugutekommt. Eine der zentralen Botschaften des Films besteht darin, dass jeder dieser Affekte seine eigene Notwendigkeit und Daseinsberechtigung hat und zu einer gelingenden Persönlichkeitsentwicklung und sozialen Beziehungsgestaltung beiträgt – selbst Kummer, eine hinreißend depressive blaue Dame, die zunächst von allen als störend und überflüssig abgetan wird. Kummers wichtiger Beitrag besteht jedoch, wie sich schließlich herausstellt, darin, auf emotionale Belastungen und die Unerfülltheit wichtiger Bedürfnisse aufmerksam zu machen und die Notwendigkeit, Hilfe und Trost einzufordern, anzuzeigen. Das Unverständnis, die Ungeduld und die Ablehnung, die Kummer durch ihr unablässiges Klagen, ihre Passivität und Regressivität auslöst, spiegeln die Erfahrungen vieler depressiver Patient*innen wider. Noch wichtiger als diese interpersonelle Analogie (die sich für die therapeutische Arbeit auch deshalb nur selten anbietet, weil die pummelige, biedere und stets jammernde Kummer keine Figur ist, die sich als Identifikationsobjekt für Patient*innen, die ohnehin Selbstwertprobleme haben, besonders eignet) ist die intrapersonelle Ebene, auf welcher die regressiven Gefühle, für die Kummer steht, oft ebenso entwertet und abgelehnt werden.

So zum Beispiel bei Frau E., einer 60-jährigen Landwirtin und Hausfrau, die den Film mit ihrer Enkelin zusammen auf DVD gesehen hatte. Frau E. war als ältestes von sechs Kindern aufgewachsen und hatte von Beginn an viel leisten müssen: Hilfe im Haushalt der Mutter und bei der Betreuung der Geschwister, später im eigenen Haushalt, der Erziehung der eigenen drei Kinder und der Pflege der Eltern und Schwiegereltern. Ein allgemein propagiertes und akzeptiertes Ethos von Leistungsbereitschaft und Genügsamkeit hatte über die Jahrzehnte zu beträchtlichem Raubbau an ihrem Körper geführt, sodass in den letzten Jahren vor Therapiebeginn diverse Erkrankungen zu etlichen Operationen geführt hatten. Zu den langjährigen chronischen Schmerzen kamen mit der Zeit agoraphobische Ängste und zunehmend intensive schwer depressive Episoden, mit umfassendem sozialem Rückzug, Antriebs- und Freudverlust und vollständigem Verlust des Selbstwerts bis hin zu massiver Selbstentwertung. Auf hartnäckiges Drängen ihrer erwachsenen Kinder begab sie sich schließlich in ambulante Psychotherapie, wenngleich sie sich wenig davon versprach und sich vor ihrem Mann schämte, der von solchen Dingen noch weniger hielt. In der Anfangszeit nahmen Frau E.s rationalisierende Argumentationen, dass ihr Leben sich durch ihre reduzierte körperliche Leistungsfähigkeit und die Schmerzen zwar drastisch verschlechtert habe, ihre »dummen Ängste« sowie die »Faulheit und Schwäche« aber dennoch unverzeihlich seien, viel Raum in der Therapie ein. Diese Selbstabwertungen Frau E.s schienen der defensiven Vorwegnahme befürchteter – und zum Teil auch real erlebter – Abwertung und Kritik aus ihrem familiären und sozialen Umfeld zu dienen, verstärkten und zementierten aber auch ihr negatives Selbstbild und geringes Selbstwertgefühl und damit letztlich ihre Depression.

Gerade zu Beginn des oftmals schwierigen therapeutischen Beziehungsaufbaus zu Patient*innen mit depressiven Affekten, negativistischen Einstellungen und einer defizitorientierten Selbstwahrnehmung kann, neben der obligatorischen Vermittlung einer haltgebenden, sicheren Beziehungserfahrung durch Akzeptanz, Nicht-Wertung und Validierung, die Suche nach und das Bemühen um die Aktivierung von persönlichen Ressourcen sehr förderlich für die therapeutische Beziehung und fruchtbar für den therapeutischen Prozess sein. Ich versuchte daher, den defizitorientierten und abwertenden Selbstbeschreibungen Frau E.s eine ressourcenorientierte Sichtweise entgegenzusetzen: Wenn sie zum Beispiel klagte:

> »Ich erkenne mich selbst nicht mehr wieder. Ich war so ein lebensfroher Mensch. Bei Festen war ich immer unter den Letzten. Jetzt möchte ich gar nicht mehr hingehen, weil mir alles zu viel ist. Stattdessen liege ich nur faul zu Hause herum«,

griff ich ihre Selbstzuschreibung als lebensfroh auf: »Sie sind also eigentlich durchaus ein geselliger und positiver Mensch«, und versuchte so, den offenbar positiv besetzten Erinnerungen, welche sie angedeutet hatte, zu mehr Raum zu verhelfen. »Ja, mein Mann und ich waren ja auch trotz der vielen Arbeit und der Kinder immer in den Vereinen im Ort aktiv. Da haben wir mitgeholfen, aber auch gefeiert. Das war immer sehr schön.« Frau E. wirkte bei diesen Erinnerungen tatsächlich etwas fröhlicher, verfiel jedoch meist schnell wieder in das Beklagen ihrer aktuellen Situation: »Aber das musste ich ja alles aufhören, ich kann ja gar nicht mehr so lange stehen, um in der Küche oder beim Kuchenverkauf mitzuhelfen. Und die Feste sind mir nur noch zu viel.« Ausgehend von den positiven Bildern der Vergangenheit, begab ich mich auf die Suche nach möglichen Ressourcen im Hier und Jetzt.

> »Ich kann mir vorstellen, dass es Sie sehr frustrieren muss, Aktivitäten, die Ihnen so viel Freude gemacht haben, aus gesundheitlichen Gründen aufgeben zu müssen. Gibt es denn im Moment etwas, das Ihnen manchmal noch ein positives Gefühl verschafft, wenn auch vielleicht nur kurzfristig?«

Frau E. dachte über meine Frage nach und konnte schließlich berichten, dass ihre einzig verbliebene Freude, außer in den schwerstdepressiven Phasen, wo sie sich selbst dazu nicht aufraffen könne, das Lesen sei. Mit deutlich wahrnehmbarer Begeisterung konnte sie berichten, dass sie, nachdem sie zunächst Frauenromanen und dann Krimis überdrüssig geworden war, nun alles verschlinge, was mit Fantasy und Science-Fiction zu tun habe. Es wurde deutlich, dass ihr Interesse für diese Stoffe von ihrem Mann und auch ihr selbst in ähnlicher Weise als unangebracht und letztlich störend (»lesen, während der Haushalt liegen bleibt«) bewertet wurde, wie ihre depressive Symptomatik. Meine Spiegelung, dass es mich freue, sie bei diesem Thema als etwas heiterer und vitaler zu erleben, und mein interessiertes Nachfragen zu den konkreten Stoffen, auf welches sie zunächst etwas schamhaft, dann aber immer offener und freudiger einging, stellten eine Möglichkeit dar, meine therapeutische Haltung von wohlwollendem, nicht-wertendem Interesse und der glaubhaften Einladung zur Selbstoffenbarung und Selbstexploration, auch und gerade bezüglich vermeintlich beschämender Inhalte, für Frau E. konkret in der therapeutischen Beziehung erfahrbar zu machen. Es ist für mich immer wieder eine entlastende Erfahrung, dass sich die konkrete therapeutische Technik wie selbstverständlich aus der therapeutischen Haltung ergibt, sobald man sich über diese im Klaren ist: »Technique is attitude actualized« (Poland, 2006, S. 223). Frau E. erfuhr dadurch Wertschätzung für ihre von ihr selbst immer als stark empfundenen fantasievollen und intellektuell interessierten Anteile, welche von ihren relevanten Bezugspersonen bisher immer zugunsten von Anforderungen an Fleiß und Genügsamkeit vernachlässigt oder abgelehnt worden waren. Charakteristisch hierfür empfand sie selbst die Tatsache, dass eine höhere Schulbildung für sie als Mädchen gar nicht zur Debatte gestanden habe. An diesem Punkt der Therapie begann sich eine positive *Übertragung* (zum Übertragungskonzept s. auch Kapitel II.IV) zu etablieren, welche die Basis unserer tragenden therapeutischen Beziehung darstellte. In dieser Beziehung wurde Frau E.s neugierige, fantasievolle Seite von einer störenden, infantilen Spinnerei zu einer Ressource umgedeutet, die es ihr ermöglichte, sich selbst in positive Gefühlszustände zu versetzen, obwohl so vieles in ihrem Leben sie aktuell unglücklich und hilflos machte (*Reframing*, vgl. Kapitel II.III). Der Fokus von Frau E.s Selbstwahrnehmung konnte dadurch von den vielfältig erlebten Einschränkungen, Defiziten und Verlusten auf die ihr trotz allem verbliebene Selbstwirksamkeit gelenkt werden.

Im Zusammenhang mit den Fantasyromanen kamen wir schließlich auf Filme zu sprechen, ein Medium, das sie wenig interessierte, sodass der einzige Film, den sie in letzter Zeit ganz gesehen hatte, eben auf Wunsch der Enkelin *Alles steht Kopf* gewesen war. Auch dieser hatte sie eigentlich nicht besonders interessiert, jedoch habe ihr die arme Kummer leidgetan, die von den anderen anthropomorphen Affekten so herzlos behandelt worden sei, obwohl sie ja nichts dafür könne, dass es ihr schlecht gehe. Hier war offenbar eine kurzfristige positive Identifikation mit der Zeichentrickfigur Kummer entstanden. Während Frau E. dem Film bewusst keinen besonderen Wert zugesprochen hatte, hatte sie unbewusst die Ähnlichkeit des emotionalen Zustands der Figur Kummer und ihres eigenen wahrgenommen und ihre eigenen Gefühle, welche zu scham- und schuldbesetzt waren, um sich selbst gegenüber eine akzeptierendere und wertschätzendere Haltung einzunehmen, auf Kummer projizieren können. Durch diese Externalisierung der eigenen Gefühle hatte Frau E. die notwendige sichere Distanz zwischen den »schlechten« Gefühlen und ihrer eigenen Person herstellen können, welche es ihr erlaubte, Empathie zu empfinden. Ich mache oft die Beobachtung, dass Menschen mit negativem Selbstbild dieselben Erlebens- oder Verhaltensweisen, die sie sich selbst hart und unversöhnlich vorwerfen, anderen mit Leichtigkeit nachsehen. Während diese Dynamik in pathogener Weise die subjektive Minderwertigkeit gegenüber anderen, welche diese Menschen oft empfinden, aufrechterhalten kann, lässt sie sich jedoch auch konstruktiv nutzen, um Akzeptanz, Empathie und Wertschätzung in einem durch die Externalisierung zunächst sichereren Binnenraum zuzulassen und zu fördern. Daher motivierte ich Frau E. dazu, sich intensiv in die Analyse und Interpretation des Films und vor allem der Figur Kummer zu vertiefen. Solche Gespräche können viel Freude machen, weil in der Therapie Raum für Leichtigkeit, Heiterkeit und Fantasie entsteht, wo sonst oft die schweren, bedrückenden Themen im Vordergrund stehen. Auf diese Weise kann das gemeinsame Analysieren und Assoziieren in einer bunten, unterhaltsamen und oft positiv emotionalisierten Popkulturwelt primärprozesshaft die lustvolle Seite der therapeutischen Arbeit fördern und stärken und die Bindung zwischen Patient*in und Therapeut*in, als Fundament der einsichtsfördernden Arbeit, vertiefen. Gemeinsam analysierten wir also Kummers Bedeutung als Vertreterin der berechtigten regressiven Bedürfnisse des kleinen Mädchens im Film und damit als Beschützerin vor Überforderung und Vernachlässigung durch andere. Frau E. hatte sichtlich Freude an diesem Prozess, zeigte eine aufmerksame, interessierte und differenzierte Seite ihrer Persönlichkeit, stellte aber selbst zunächst keinerlei Bezug zu ihrer eigenen Depressivität her. Da unsere Beziehung durch die letzten Stunden des gemeinsamen Sich-Erfreuens an fantastischen Erzählungen positiv und stabil etabliert worden war, hatte ich schließlich das Gefühl, Frau E. die Deutung, dass es sich bei ihren Gefühlen gegenüber Kummer um eine Identifikation mit dieser und der durch sie verkörperten Emotionen handle, anbieten zu können, ohne dass die Verurteilung und Selbstabwertung, welche diese Gefühle in der Vergangenheit ausgelöst hatten, jede weitere Akzeptanz und Empathie für sich selbst wieder zunichtemachen würden.

> »Die Emotionen, die in *Alles steht Kopf* gezeigt werden, sollen ja universell, also bei jedem Menschen, vorhanden sein. Wenn wir über Kummer reden, muss ich daran denken, wie sie mir erzählt haben, dass es Ihnen oft so schlecht geht, dass Sie kaum aufstehen können, am liebsten ganz alleine sein wollen und sich vor allen anderen schämen. Denken Sie, diese Gefühle könnten auch eine Funktion erfüllen, so wie Kummer bei dem Mädchen im Film?«

Was folgte, war einer dieser schönen Momente, die den Beruf des Psychotherapeuten für mich so erfüllend und befriedigend machen. Frau E. erlebte wahre affektive Einsicht. Sie konnte nun selbst sehen, dass sie durch die Projektion ihrer eigenen regressiven Bedürfnisse auf die fiktive Figur Kummer in einem von Scham- und Schuldgefühlen befreiten Raum (im doppelten Sinne: erstens dem fiktiven Raum des Films, zweitens dem Therapieraum) Mitgefühl für ebendiese Bedürfnisse hatte zulassen können und wie sehr dieses Mitgefühl ihr gutgetan hatte, ebenso wie die Akzeptanz Kummers durch die anderen Affekte/Figuren im Film dieser, und damit letztlich dem Mädchen, das so viel Kummer in sich trug, geholfen hatte. Sie verstand auf der kognitiven Ebene, welche Funktion ihre eigene Symptomatik hatte und war gleichzeitig affektiv tief berührt von ihrer inneren Not und der Tatsache, dass ihre Symptomatik nicht als schuldhaftes Versagen, sondern als nachvollziehbarer Lösungsversuch eines inneren Konfliktes betrachtet werden konnte. Bei ungelösten inneren Konflikten handelt es sich oft um einseitige und für eine gelingende, im Einklang mit den vielfältigen eigenen Bedürfnissen flexibel gestaltete Lebensführung nicht adaptiver unbewusste Kompromisse zwischen grundsätzlich entgegengesetzten Bedürfnissen. Im Falle Frau E.s waren es vor allem die jedem Menschen eigenen

Bedürfnisse nach Zuwendung, Unterstützung und Versorgung einerseits und andererseits danach, sich selbst als autonom und selbstwirksam dadurch zu erleben, dass man sich selbst kompetent und effizient emotional und materiell zu versorgen weiß, zwischen denen ein gravierendes Ungleichgewicht herrschte. Sie hatte sich stets als genügsam und bescheiden definiert, mit dem Nötigsten zufrieden, niemanden jemals um irgendetwas bittend. Das Bedürfnis nach Versorgung wurde also von Frau E. unbewusst verleugnet und allenfalls indirekt in der Schmerzsymptomatik ausgelebt, während das Bedürfnis nach Autarkie kompensatorisch überwertig zu sein schien. Hinzu kam die bei dieser Konstellation des Versorgungs- vs. Autarkiekonfliktes (Arbeitskreis OPD, 2006) nicht untypische *altruistische Abtretung:* So sehr Frau E. sich selbst jede Form von Genuss, Muße und Bedürftigkeit versagte, so sehr war sie immer ganz selbstverständlich und selbstaufopfernd für andere dagewesen: ihren Mann, die Kinder, Geschwister, Eltern, Schwiegereltern, Vereine und so weiter. Das therapeutische *Durcharbeiten* einer Konfliktdynamik besteht nun darin, gemeinsam kognitiv herauszuarbeiten und affektiv zu erleben, welche Auswirkungen der ungelöste innere Konflikt auf das alltägliche Erleben und Verhalten hat, und so nach und nach gleichsam eine Vision gelingenderer, ausgewogenerer, das heißt die eigenen Bedürfnisse konstruktiver miteinander in einen ausgewogenen Einklang bringender Konfliktlösungen entstehen zu lassen. Frau E. und ich konnten dabei immer wieder auf die Metapher von Kummer zurückgreifen, die sich schon lange versucht hatte, bemerkbar zu machen – durch Schmerzen, Heißhunger und Überengagement für andere in der heimlichen, ihr selbst nicht bewussten Hoffnung auf spätere Belohnung; später dann durch Ängste und Depressionen –, aber aufgrund Frau E.s tiefer Verinnerlichung ihrer Sozialisation mit den restriktiven Modellen von Hausfrauen- und Mutterschaft nie gehört worden war. Kummer wurde so zu einer wichtigen *inneren Beschützerin* (vgl. Reddemann & Sachsse, 1997) für Frau E., die sie immer wieder darauf aufmerksam machte, wenn sie an ihre körperlichen Grenzen geriet, wenn Familienmitglieder ihre Bedürfnisse nicht respektierten oder wenn ihre Interessen und Meinungen nicht ernst genommen wurden. Diese neue Selbstachtsamkeit Frau E.s ermöglichte uns, die konkreten Situationen in der Therapie zu besprechen und darüber nachzudenken, wie sie effektiver und selbstwirksamer ihre Grenzen schützen, für ihre Bedürfnisse einstehen und eigene Ressourcen, wie Lesen, schonende Bewegung oder kurze Pausen im Alltag, liebevoll und selbstfürsorglich einbauen konnte.

Im Film *Alles steht Kopf* ist *Freude* zunächst die Antagonistin, dann aber die beste Freundin von Kummer. Freude empfindet Kummer zunächst als lästig und überflüssig, erkennt jedoch im Verlauf, dass auch sie Kummer braucht, um das emotionale Funktionieren des kleinen Mädchens, in dessen Gehirn sie alle wohnen, zu sichern. Je mehr Frau E. lernte, auf ihre Kummer zu hören, umso mehr Freude zog auch wieder in ihr Leben ein. Freude am Lesen, Freude am Spielen mit der Enkelin, Freude daran, dass eine erstmals engagierte Putzhilfe ihr Arbeit abnahm. Auch die Freude, wieder auf Familienfeste gehen zu können, in dem Wissen, sich ohne Schuldgefühle zurückziehen zu können, wenn es ihr zu viel würde. Ihr ganzes Leben hatte Frau E. ihre Bedürfnisse nach Versorgung, Schonung und Mitgefühl abgewehrt und ein internalisiertes, einseitig auf Leistung und Selbstaufopferung ausgerichtetes falsches Selbst kultiviert. Ihre Depressivität und ängstliche Vermeidung – ihr Kummer – hatten schon lange darauf hingewiesen, dass sie daran zu zerbrechen drohte, doch es hatte des Umwegs über das unverfängliche Analysieren eines Kinderfilms bedurft, um zu dieser Einsicht zu gelangen.

II.II *Game of Thrones:* »Nicht heute!« – Umgang mit Widerstand

Zu den populärsten fiktionalen Stoffen bei vielen Menschen verschiedenster Altersgruppen ab der Adoleszenz gehört im letzten Jahrzehnt die erfolgreiche Fantasyserie *Game of Thrones* (USA, 2011–2019). In insgesamt acht Staffeln wird in einer fantastischen, mittelalterlich anmutenden Welt das Schicksal einer Vielzahl unterschiedlicher Charaktere auf dem fiktiven Kontinent Westeros erzählt. Zu den Hauptfiguren gehören ein als unehelicher »Bastard« diskriminierter Fürstensohn, ein kleinwüchsiges politisches Mastermind und ein vielfach traumatisiertes Waisenmädchen – reichhaltiges Identifikationspotenzial also. Hierin liegt sicher ein Grund für den außergewöhnlichen Erfolg von *Game of Thrones*, weit über die Fangemeinde der üblichen Fantasystoffe mit Rittern und Drachen hinaus. Bei aller Fantastik sind die persönlichen Probleme der diversen Charaktere und die gesellschaftlichen und politischen Verwerfungen zutiefst authentisch und zeitlos aktuell. Die Figuren durchlaufen intensive Charakterentwicklungen, werden im Verlauf der Serie erwachsen, korrumpiert, geläutert, traumatisiert, geheilt und – in einer Häufigkeit und

Grausamkeit, für die *Game of Thrones* berüchtigt geworden ist – auch ermordet. Diese in der bisherigen Popkultur seltene Allgegenwart der realistischen Möglichkeit, dass wirklich jede Figur jederzeit sterben könnte, trägt erheblich zur Spannung und der emotionalen Bindung an die Charaktere bei.

Das bereits erwähnte Waisenmädchen, die Fürstentochter Arya, deren Eltern von konkurrierenden Herrscherhäusern grausam ermordet werden und die daraufhin eine jahrelange Odyssee voller Gefahren, Ängste, Verluste und lehrreicher Abenteuer zu meistern hat, deren Ausgang zum damaligen Zeitpunkt noch nicht abzusehen war, war die Lieblingsfigur der 15-jährigen Maya, die ich zu einer Zeit, als *Game of Thrones* bereits sehr populär, aber noch nicht abgeschlossen war, in einem vollstationären kinder- und jugendpsychiatrischen Setting behandelte. Maya war das Kind einer schwer persönlichkeitsgestörten Mutter und eines passiven, unverbindlichen Vaters, der die Familie inzwischen verlassen hatte. Sie war in der Kindheit als still und zurückhaltend, darüber hinaus aber als unauffällig wahrgenommen worden. Sie selbst gab jedoch an, bereits seit sie denken könne einen tiefen Selbsthass zu verspüren, welcher sich ab der Pubertät in immer extremerer Selbstverletzung und mehreren Suizidversuchen offen zu zeigen begann. Mit schwer depressiver Symptomatik wurde Maya schließlich in die Klinik aufgenommen, wo sie sich formal angepasst verhielt, lange Zeit jedoch keinerlei inhaltliche Compliance zeigte. Sie betrachte ihr Leben als sinnlos, wolle gar nicht, dass es ihr besser gehe, da sie der Meinung sei, das nicht zu verdienen, und sich früher oder später ohnehin umbringen werde. Das einzige Ziel, welches sie in etwas weniger destruktiven Momenten gelegentlich benennen konnte, war, nicht wieder zurückgehen und bei ihrer Mutter leben zu müssen, ohne dass sie für die Reflexion möglicher Alternativen offen gewesen wäre. Die Gegenübertragung (vgl. Kapitel II.IV) des multiprofessionellen Behandlungsteams war zunächst sehr positiv, geprägt von Mitgefühl, Sympathie und dem Wunsch, dem tieftraurigen Mädchen zu helfen. Dies begann sich jedoch dadurch zu wandeln, dass Maya sich immer wieder als nicht absprachefähig erwies und in unbeobachteten Situationen Messer, Rasierklingen oder Glasscherben einschmuggelte, sich selbst verletzte oder versuchte, letztere zu schlucken. Das auf Selbstwirksamkeitserleben und Autonomieentwicklung sowie auf eine vor allem durch Erlebnispädagogik und Gruppenaktivitäten geprägte positive Gruppenerfahrung ausgerichtete Behandlungskonzept konnte so kaum wirksam werden, und der immer wieder weitgehende Ausschluss davon, infolge nicht gegebener Absprachefähigkeit, war zu einer weiteren Art der Selbstbestrafung Mayas geworden.

Derart maladaptive, therapiegefährdende Verhaltensweisen können eine große Belastung für die therapeutische Beziehung darstellen und gekränkte, wütende und strafende Gegenübertragungen auslösen. Eine wirksame Strategie, um sich als Therapeut*in davor zu schützen, ist es meiner Erfahrung nach, jeder Patient*in zunächst einmal zu unterstellen, dass ihr die therapeutische Beziehung und der Therapieerfolg nicht egal sind oder sie sie willentlich boykottiert, sondern dass sie vielmehr ein mindestens ebenso großes Bedürfnis nach deren Gelingen hat wie ich als Therapeut. Folglich ist das gezeigte Verhalten der Patient*in, so maladaptiv es im Einzelfall auch sein mag, als das zum jeweiligen Zeitpunkt für die jeweilige Patient*in maximal mögliche Bemühen um die therapeutische Beziehung zu verstehen. *Widerstand* – als welchen wir pauschal jedwedes Verhalten bezeichnen, welches das Erreichen der formalen Therapieziele (Symptomlinderung, Steigerung des psychosozialen Funktionsniveaus, Verhinderung eines Suizids etc.) zu behindern scheint (Freud, 1900) – ist also nicht ursächlich destruktiv, sondern vielmehr konstruktiv, insofern als sich die Patient*in damit unbewusst vor Gefühlen, welche mit einer Vertiefung der therapeutischen Beziehung einhergehen könnten, schützt und somit zumindest das aktuell mögliche Maß an Einlassung auf die therapeutische Beziehung und den therapeutischen Prozess sichert. Widerstand dient somit der Beziehungsregulation (Thomä & Kächele, 1985). Maya war es zu diesem Zeitpunkt immerhin möglich, nicht auf Entlassung zu drängen, bei den verordneten Therapien anwesend zu sein und sich noch nicht tatsächlich zu suizidieren. Gleichzeitig schien das autodestruktive Verhalten eine zu schnelle oder zu weitgehende Vertiefung der Beziehungen zu mir und den anderen Teammitgliedern zu verhindern. »Häufig lassen sich maladaptive Verhaltensweisen nur verstehen, wenn man die zugrunde liegenden negativen Überzeugungen des Patienten von sich und anderen Menschen kennt« (Wöller & Kruse, 2010, S. 147f.). Wie die biografische Anamnese und die Elterngespräche eindrucksvoll zeigten, waren Mayas primäre Beziehungserfahrungen sowohl von Vernachlässigung als auch von massiver Übergriffigkeit geprägt, weshalb es mehr als verständlich war, dass unsere Beziehungsangebote – unsere Versuche, ihre innere Isolation zu durchdringen – bei ihr Angst und Rückzug, bis hin zum wiederholten Versuch, die therapeutische Beziehung ganz scheitern zu lassen, auslösen mussten (*Übertragungswiderstand*, Freud, 1926). Ein weiterer Grund für Mayas intensiven Widerstand war vermutlich in dem bereits erwähnten sehr negativen Selbstbild zu sehen. Immer wieder hatte sie mir zu verstehen gegeben, dass sie glaubte, Leiden und Schmerz zu verdienen, wodurch die von uns als Behandelnden angestrebte Reduktion ihrer Symptomatik und ihres Leidensdrucks als illegitim, ja verwerflich, etikettiert wurde (*Über-Ich-Widerstand*, Freud, 1926). Jedes weitere Sich-Einlassen auf unser therapeutisches Angebot und unsere Einladung, sich in der Beziehung offen mitzuteilen, musste demnach zwangsläufig Angst in Maya auslösen: die Angst davor, in der Beziehung verletzt zu werden, auf der einen, die Angst, jedwede Zuwendung oder Entlastung nicht verdient zu haben und letzten Endes umso mehr dafür bestraft werden zu müssen, auf der anderen Seite. Starke Widerstandsphänomene können demnach als Hinweis darauf verstanden werden, dass die angestrebte therapeutische Entwicklung der Patient*in noch zu große Angst macht, um konstruktiv auf sie hinarbeiten zu können. Andererseits gehen Entwicklung und Veränderung zwangsläufig mit einem gewissen Maß an Unsicherheit und damit Angst einher (Bowlby, 1988), weshalb eine komplette Vermeidung von Konfrontation und Verunsicherung – ein Verharren in der sogenannten *Komfortzone* (wobei gerade Mayas Fall zeigt, dass diese, zumindest im Bezug auf persönliche Entwicklungsprozesse, oft alles andere als komfortabel ist) – therapeutische Resignation und Untätigkeit bedeuten würde. Um einer Patient*in einerseits konstruktive Schritte zu ermöglichen, welche sie andererseits nicht durch zu intensive Angst überfordern und damit verstärkten Widerstand oder psychische Dekompensationen hervorrufen, ist ein *optimales Angstniveau* anzustreben (König, 1995), welches sich dadurch auszeichnet, dass die Patient*in sich schrittweise weiter einlassen kann, auch wenn diese Schritte unter Umständen hinter den Erwartungen der Therapeut*in an Geschwindigkeit und Ausmaß des Veränderungsprozesses zurückbleiben.

Mir als fallführendem Psychotherapeuten kam nun also die Aufgabe zu, mit Maya ein Therapiebündnis zu knüpfen, das über ihre bloße Anwesenheit auf Station hinausging, ohne dass unser Wunsch, ihr zu helfen – oder auch: unsere Ungeduld, denn das Mit-Leiden mit ihr war schmerzhaft und anstrengend –, sie zu sehr unter Druck setzen und ängstigen und damit ihren autodestruktiven Widerstand verstärken würde. Eine, wie ich zunächst fand, nicht sehr dankbare Aufgabe, die wiederum mich gehörig unter Druck setzte. Je mehr ich darauf beharrte, doch nur ihr Bestes zu wollen und überdies zu wissen, was das sei, umso mehr geriet Maya unter Druck, mir zu beweisen, dass sie das erstens nicht verdiente und ich zweitens letztlich auch die Geduld verlieren und sie bestrafen oder im Stich lassen würde. Je klarer mir das wurde, umso bewusster wurde mir, dass mein Angebot einer auf Respekt, Augenhöhe und aufrichtigem Interesse basierenden therapeutischen Beziehung tatsächlich zunehmend unglaubwürdig geworden war, da ich in Wahrheit nur noch versuchte, Maya Zugeständnisse im Hinblick auf die Distanzierung von selbstgefährdendem Verhalten abzuringen, wozu sie ja zu diesem Zeitpunkt nun einmal nicht wirklich fähig war, hätte es doch bedeutet, sich auf einen therapeutischen Prozess einzulassen, welcher ihr, aus biografisch-psychodynamisch guten Gründen, extreme Angst machte.

Ich überwand mich also dazu, die Projektion des Strafenden/Versagenden ein Stück weit anzunehmen und Maya die Ausgänge und anderen Freiheiten, die an ausreichende Absprachefähigkeit gebunden gewesen wären, ohne das zuvor häufig lange Ringen vorzuenthalten. Dadurch wollte ich sie davon entlasten, den bedrängenden und aggressiven Anteil, den meine Gegenübertragung und die des gesamten Behandlungsteams mit der Zeit – entsprechend Mayas unbewusster Erwartung – tatsächlich bekommen hatte, gegen unsere hartnäckige Leugnung mit noch hartnäckigerem autodestruktivem Widerstand provozieren und dadurch validieren zu müssen. Gleichzeitig konnte ich ihr deutlich machen, dass unsere Reaktion, auch wenn sie strafend und versagend war, an für sie verlässliche Regeln gebunden blieb und nicht willkürlich und zerstörerisch sein würde. Indem nun Strafe und Zwang, aber weiterhin auch Respekt und Wertschätzung in unserer therapeutischen Beziehung gleichsam nebeneinander existieren konnten, hatten wir uns einem erträglicheren Angstniveau Mayas ein kleines Stück weit angenähert.

Ein weiterer positiver Effekt dieser neu ausgerichteten therapeutischen Haltung war, dass ich unsere Einzelgesprächszeit, anstelle der zähen Verhandlungen um Absprachefähigkeit, nun dazu nutzen konnte, Maya besser kennenzulernen und im besten Falle auch entspannten oder gar lustvollen Erfahrungen in der Beziehung Raum zu verschaffen. Darum sprach ich sie in einer der nächsten Sitzungen auf ein *Game-of-Thrones*-Shirt an, das sie auf Station getragen hatte. Verständlicherweise reagierte sie auf diese abrupte Veränderung meiner Gesprächsführung zunächst irritiert und misstrauisch, woraufhin ich ihr meine Beweggründe transparent machte und mir zudem durch eigenes *Game-of-Thrones*-Wissen etwas Glaubwürdigkeit im Hinblick auf mein Interesse an ihrer Rezeptionserfahrung zu verdienen versuchte. Schnell kamen wir auf Arya zu sprechen, die Maya als düster, wütend, traumatisiert und kämpferisch erlebte, was ihr gefiel. Sie wusste viel über Aryas Gefühle zu berichten, den Schmerz und Zorn über das erlebte Unrecht, den inneren Kampf gegen Hoffnungslosigkeit und Verzweiflung und die trotz allem noch vorhandene Hoffnung auf eine bessere, gerechtere Zukunft. Wenn wir über die Gefühle und Motive fiktionaler Charaktere sprechen, ist das immer auch eine Interpretation und als solche wiederum immer auch ein Stück Selbstoffenbarung, da es unsere projektiven Zuschreibungen sind, welche das subjektive Bild, das wir uns von der Figur machen, prägen. Damit gewährte mir Maya zum ersten Mal Einblick in ihre Gefühle jenseits des aggressiven Selbsthasses, wobei sie sich ihrer offensichtlichen Identifikation mit Arya kaum bewusst zu sein schien. Unsere Beziehung konnte sich dadurch vertiefen, dass Maya mir auf Umwegen von sich erzählen konnte, ohne dafür ihren für sie noch wichtigen Widerstand formal aufgeben zu müssen. Ich wiederum konnte, zu einem Zeitpunkt, an welchem es Maya offenbar noch unmöglich war, ihre tieferen Gefühle mir oder jemand anderem direkt mitzuteilen, die Serienfigur Arya nutzen, um »empathische und entlastende Interventionen« (Wöller & Kruse, 2010, S. 149) angesichts der aktuell nicht zu ändernden Affekte und maladaptiven Verhaltensweisen anzubringen und damit zu validieren, »dass es angesichts der Unerträglichkeit dieser Affekte zur Wahl dieser Bewältigungsform kommen musste« (ebd.). Aryas Zorn und Aggressivität, ihre abweisende und oft kalt wirkende Härte, ihre Ängste und Schuldgefühle – all das war nicht nur verstehbar, sondern letztlich sogar die einzige Möglichkeit, als traumatisiertes Waisenkind in einer gnadenlos grausamen Welt zu überleben, ebenso wie Mayas Verzweiflung, Angst, Selbsthass und ihr legitimer Versuch des Überlebens in einer von destruktiven und enttäuschenden Beziehungserfahrungen geprägten inneren Welt verstehbar waren.

Wie häufig, wenn ich mit Patient*innen bestimmte fiktionale Charaktere intensiver bearbeitete, recherchierte ich im Internet, welche Szenen oder Zitate der Figur charakteristisch sind und eventuell für die Therapie genutzt werden könnten. Eine der bekanntesten Szenen Aryas stammt aus der sechsten Folge der ersten Staffel von *Game of Thrones* (Eine goldene Krone, USA, 2011) und zeigt ihre Unterweisung durch den Schwertkampfmeister Syrio Forel, welcher die unter Fans berühmt gewordenen Worte »Es gibt nur einen Gott und sein Name ist Tod. Und es gibt nur eines, was wir dem Tod sagen: Nicht heute!« spricht. Die Sequenz und ihre Protagonist*innen Arya und Syrio sind deshalb zu Fan-Lieblingen avanciert, weil sich in wenigen Minuten Aryas Wandlung von einem verzweifelten kleinen Mädchen ohne Selbstwirksamkeitserwartung in eine trotzige, stolze Kämpferin vorwegnehmend andeutet. Der mysteriöse Syrio validiert ihren Schmerz und ihre Verzweiflung (»Es gibt nur einen Gott und sein Name ist Tod«) – statt sie zu relativieren oder vorschnelle Lösungen (wie beispielsweise zu den herkömmlichen Göttern zu beten oder sich mit der Aussicht auf die Hochzeit mit einem schmucken Lord zu trösten) anzubieten. Auf der Basis des tatsächlichen Verstehens und Mitfühlens ihrer Emotionen gelingt es ihm, ihr eine für sie realistische, erreichbare Copingstrategie aufzuzeigen, nämlich das trotzige, bei aller Verzweiflung über die gegebenen Umstände eben doch lebensbejahende »Nicht heute!« In dieser hohen psychotherapeutischen Kunst des weisen Schwertkämpfers sah ich meine neu eingenommene Haltung eindrucksvoll bestätigt und wollte mich weiter daran orientieren. In der nächsten Sitzung fragte ich Maya nach ihrer Meinung zu dieser Szene. Wir waren uns einig, dass Syrio für Arya einen wichtigen Mentor darstellt, der ihr hilft, in einer überaus harten und grausamen Welt zu überleben, indem er sie motiviert, sich aktiv gegen das Schicksal zu stellen, ihr ihre persönlichen Ressourcen (Mut, Schnelligkeit, Intelligenz) bewusst macht und ihr dadurch wieder Selbstwirksamkeit vermittelt.

So sehr Maya auf dieser symbolischen Ebene das Entstehen von Nähe, Vertrauen, Hoffnung und Kooperation zwischen Arya und ihrem Lehrer sehen und begrüßen konnte, so klein waren bis zuletzt die entsprechenden Schritte, die ihr mit mir in der Therapie gelangen. Aber sie waren da. Es gelang ihr weiterhin kaum inhaltliche Selbstoffenbarung mir oder anderen Teammitgliedern gegenüber, aber es gelangen uns ab diesem Zeitpunkt immer wieder kürzere Phasen von glaubhafter Absprachefähigkeit, oft unter Zuhilfenahme der Formulierungen »Nicht heute!« beziehungsweise später auch »Nicht diese Woche!«, wodurch sie deutlich stärker in Aktivitäten der Patient*innengruppe auf und außerhalb der Station einbezogen werden konnte und hier zeitweise sichtlich gelöst und aufgehellt erlebt wurde. Diese positiven Erfahrungen ermöglichten es Maya, sich schließlich auf eine offene vollstationäre Rehabilitationsmaßnahme einzulassen, in welche sie glaubhaft absprachefähig entlassen werden konnte.

Inzwischen ist *Game of Thrones* zu Ende erzählt worden. Aryas jahrelange Odyssee durch die grausame Welt von Westeros hat sie vielfach retraumatisiert, aber auch zu einer der mächtigsten Kriegerinnen ihrer Welt gemacht. Die Psychologinnen Jenna Busch und Janina Scarlet (2016) sehen in Arya ein fiktionalisiertes Paradebeispiel für den psychologischen Effekt des posttraumatischen persönlichen Wachstums (*posttraumatic growth*, Tedeschi & Calhoun, 1996), das unter anderem die bewusstere Wahrnehmung eigener Stärken und eine Neuorientierung hinsichtlich einer mit diesen Stärken und den eigenen Werten im Einklang stehenden Lebensführung beinhalten kann. Das Konzept erinnert an Viktor Frankls herausragendes Werk *Trotzdem Ja zum Leben sagen – ein Psychologe erlebt das Konzentrationslager* (1946, 2013), in dem er in beeindruckender Klarheit und Weisheit ausführt, dass Leid, Schuld und Tod unabänderlich sind, gerade deshalb aber Ansporn und letzter Grund sein können, im Angesicht dieser *tragischen Trias* das richtige, den eigenen Werten entsprechende Leben zu führen: »Der Mensch ist das Wesen, das immer entscheidet, was es ist« (Frankl, 2013, S. 130). Arya entscheidet sich in *Game of Thrones*, weder ein wehrloses Opfer noch eine feine Lady zu sein, sondern eine Kriegerin, die für ihre Familie und die Rechte der Schwachen kämpft. Schließlich (und das hat mich als Fan der Figur Arya und ihrer Message vor allem an Mädchen und Frauen besonders gefreut) ist es sogar sie, die im großen Finale der Serie die Welt und alle lebenden Menschen vor der Vernichtung durch den bösen, übermächtigen Nachtkönig – eine Personifizierung des Todes selbst – bewahrt, wobei noch einmal die Szene aus der ersten Staffel aufgegriffen wird und Arya sich mit dem Ausspruch »Nicht heute!« ihrer Bestimmung bewusst wird.

Von Maya erhielten wir ein Jahr nach ihrer Entlassung eine Postkarte. Sie hatte die Reha erfolgreich absolviert und war daraufhin in eine vollstationäre Jugendhilfemaßnahme mit der integrierten Möglichkeit, eine Ausbildung zu absolvieren, gewechselt. Sie kämpfte weiterhin mit Depressionen und Selbsthass (und wurde weiterhin ambulant psychotherapeutisch sowie medikamentös behandelt), blickte dem Tod und der Verzweiflung weiterhin fast täglich ins Gesicht. Aber sie hatte es auch weiterhin geschafft, ihnen zu sagen: »Nicht heute!«

II.III Chester Bennington: *No More Sorrow*[3] – Ressourcen aktivieren

»I always wanted to be a rock star. That was my childhood dream. That's what I told everybody I was going to be when I grew up.«

3 *No More Sorrow* ist der Titel eines Songs von Linkin Park auf dem Album *Minutes To Midnight* (2007).

Dieses als Internet-Meme beliebte Zitat wird Chester Bennington, dem Sänger der Band Linkin Park, zugeschrieben, der sich im Juli 2017 im Alter von 41 Jahren suizidierte. Linkin Park, aus den USA, gehörten Anfang der 2000er Jahre zu den Protagonisten des damals aufkommenden Genres *Nu-Metal*, einer Fusion von Heavy Metal und Hip-Hop. Insbesondere der charismatische Chester Bennington, ein zierlicher Mann mit kraftvoller Stimme und traurigen Augen, verlieh mit seiner sichtbaren und bekannten Drogenvergangenheit und den offen kommunizierten sexuellen Missbrauchserfahrungen in der Kindheit den wütenden, kathartisch herausgeschrienen Texten eine in der Popmusik nicht selbstverständliche Authentizität. Diese Texte erzählen von Verzweiflung, Entfremdung, Scheitern, Betäubung, Resignation, Trotz und dem Ringen um Identität. Zwei der bekanntesten Refrains auf Linkin Parks frühen Alben lauten:

> I tried so hard, and got so far
> But in the end it doesn't even matter
> I had to fall to lose it all
> But in the end it doesn't even matter
> (Linkin Park, Titel: *In The End*, Album: *Hybrid Theory*, 2001)

und

> I've become so numb, I can't feel you there
> Become so tired, so much more aware
> By becoming this all I want to do
> Is be more like me and be less like you
> (Linkin Park, Titel: *Numb*, Album: *Meteora*, 2003).

Nach Benningtons Suizid sind diese und weitere Texte mitunter als verkannte Hilferufe zu deuten versucht worden. Auch ein Zusammenhang zum Suizid seines Freundes Chris Cornell, dem Sänger der Grunge-Band Soundgarden, nur wenige Wochen zuvor wurde vielfach angenommen. Fest steht, dass Bennington tatsächlich der große Rockstar gewesen ist, der er offenbar schon immer hatte werden wollen, und dass er eine große und, wie das folgende Fallbeispiel zeigen wird, zutiefst betroffene Fangemeinde hinterlassen hat.

So, wie Chester Bennington offenbar schon früh ein Rockstar werden wollte, stand für Herrn F., den ich einige Monate nach Benningtons Suizid als Patienten kennenlernte, schon seit der frühen Jugend fest, dass er einmal Arzt werden würde. Es gab für diesen Berufswunsch bewusst keine konkreten Vorbilder, keine Erwartungen der Familie oder zweckrationalen Erwägungen wie Geld oder Status – es hatte sich einfach schon immer richtig angefühlt. Herr F. studierte Medizin, kam gut voran und fühlte sich wohl unter den gleichgesinnten Kommiliton*innen. Schließlich stand das zweite Staatsexamen an, ein wichtiger und berüchtigter Abschnitt des Studiums, mit monatelanger, individuell zu strukturierender, intensiver Lernphase. Bereits lange im Vorfeld war diese Zeit unter den Studierenden mit ehrfürchtigem Schaudern mystifiziert worden: »Da geht es um alles«, »danach ist es geschafft und ich kann endlich tun, was mich wirklich interessiert« und »man muss es selbst erlebt haben, um verstehen zu können, wie hoch der Druck ist« waren die gängigen, von Medizinstudierenden offenbar seit Generationen kultivierten Narrative. Herr F., der das Studium, wie bereits zuvor die Schule, ohne ernsthafte Probleme durchlaufen hatte, bestand auch das zweite medizinische Staatsexamen mit recht gutem, für ihn voll und ganz zufriedenstellendem Ergebnis. Danach jedoch war alles anders. Herr F., der immer selbstbewusst und gesellig gewesen war, fühlte sich leer, entfremdet und unecht. Er zog sich sozial komplett zurück, zog seinen lange gehegten Berufswunsch und seine Eignung dafür in Zweifel und grübelte unablässig über seine auf einmal völlig ungewiss wirkende Zukunft nach. Der Antritt des bald anstehenden und lange geplanten praktischen Jahres im Krankenhaus stand plötzlich infrage, da Herr F. nur noch unter größter Überwindung die Wohnung verlassen und sich kaum länger als eine Stunde konzentrieren konnte. Tiefe Selbstzweifel ließen es ihm unvorstellbar erscheinen, diese nächste Hürde, die im Vorfeld des zweiten Staatsexamens immer wie eine im Vergleich zu diesem angenehme und leicht zu bewältigende Herausforderung gewirkt hatte, nehmen zu können.

In dieser Situation wandte sich Herr F. mit der Bitte um eine ambulante Kriseninterventionstherapie an mich. Als eloquenter und introspektiver junger Mann gelang es Herrn F. unmittelbar, mir ein schlüssiges Bild von der Gesamtsituation zu vermitteln, und aufgrund seiner Bereitschaft zur Selbstoffenbarung und seines aktiven Interesses an der Exploration der Hintergründe seiner aktuellen Problematik entstand schnell eine für mich schlüssige Ätiologiehypothese: hoher Leistungsdruck, durch die zunehmende Verengung des sozialen Umfelds der ebenfalls lernenden Kommiliton*innen noch verstärkt, und in der Folge Vernachlässigung der Psychohygiene – wenig Schlaf, wenig Bewegung, ungesunde und unachtsame

Ernährung. Vernachlässigung persönlicher (Sport) und sozialer (Freund*innen außerhalb des Studiengangs) Ressourcen. Einengung auf das Bestehen der Prüfung und Idealisierung des Zustandes danach als absolute Freiheit und Selbstbestätigung. All das schien zu einer eher quantitativen Erschöpfungsreaktion, einer Art *Burnout*, geführt zu haben. Der neurotische Anteil am Krankheitsgeschehen erschien eher überschaubar: ein hoher, aber nicht grundsätzlich maladaptiver Ehrgeiz und das habituelle Streben nach messbaren Erfolgen als bisher leicht zu erreichender Stabilisator für einen nicht übermäßig irritierbaren Selbstwert – im Grunde aber war Herr F. bis zu der aktuellen Anpassungsstörung psychisch gesund gewesen. Es schien folglich ein eher psychoedukativer und ressourcenaktivierender Ansatz nahezuliegen. Aktivitätsaufbau, insbesondere die Rückkehr zum Sportverein und die Annahme der zuletzt fast durchweg abgelehnten Einladungen aus dem an sich soliden und weiterhin aktiv zugewandten Freundeskreis, sollte den Teufelskreis aus Rückzug, Grübeln, Zukunftsängsten und sozialen Insuffizienzgefühlen durchbrechen. Zudem ließ ich Herrn F. an meinen Überlegungen zur Genese seiner Symptomatik teilhaben. Auf der kognitiv-intellektuellen Ebene folgte er mir hier weitgehend, reagierte bestätigend auf Deutungen, nahm meine Anregungen zum Aktivitätsaufbau positiv auf und machte sich von Woche zu Woche pflichtschuldig an deren Umsetzung. Allein eine Veränderung des affektiven Anteils seiner Anpassungsstörung blieb weitgehend aus. Vielmehr kehrten – nach anfänglicher, kurzer Aufbruchstimmung – Unlust, Gereiztheit und die verbissene Selbstabwertung dafür, es nicht zu schaffen, nicht zu funktionieren, verstärkt durch den in entscheidenden Aspekten ausbleibenden Therapieerfolg, zurück. Bei uns beiden machte sich ein Gefühl von Ratlosigkeit und beginnender Resignation breit. Auf der Suche nach neuen Ansatzpunkten, um Herrn F. und die Psychodynamik seiner aktuellen Symptomatik noch besser verstehen zu können, griff ich es dankbar auf, als Herr F. bei einem der wiederholten Gespräche über die damalige Lernphase eher beiläufig erwähnte, dass zu all dem Stress dann auch noch sein Lieblingssänger verstorben sei: Chester Bennington von Linkin Park. Die verschämte Beiläufigkeit dieser Aussage ließ mich vermuten, dass sich hinter ihr doch eine subjektiv bedeutsame Verlusterfahrung verbarg, welche Herr F. nicht nur in diesem Moment mir gegenüber, sondern möglicherweise auch unbewusst sich selbst gegenüber, bagatellisierte und damit abwehrte. Sollte ein solcher Verlust – wie er ja selbst angedeutet hatte – seine depressive Anpassungsreaktion mit ausgelöst haben, so würde auch diese Erfahrung bearbeitet werden müssen, um ihn emotional wieder stabilisieren zu können. Dass unsere bisherigen Reflexionen und Strategien noch nicht dazu geführt hatten, sprach für diese Hypothese.

Durch meine regelmäßige Beschäftigung mit der individuellen Rezeptionserfahrung von Patient*innen (und auch aus persönlicher Erfahrung) weiß ich, dass die persönliche Beziehung zu Seriencharakteren, Celebrities oder Musikern – sogenannte *parasoziale Beziehungen* – von erheblicher Bedeutung für die emotionale Regulation sein können – teilweise sogar vergleichbar mit sozialen Beziehungen zu anderen Menschen aus dem persönlichen Umfeld. Ich bemühte mich daher unmittelbar, den Wert dieser langjährigen parasozialen Beziehung und damit auch die reale Schwere des Verlusts zu validieren, weil ich hier eine Möglichkeit sah, unserer bisher stark kognitiv-intellektualisierend geprägten therapeutischen Arbeit eine Ebene emotionaler Selbstoffenbarung Herrn F.s und tiefer gehender Validierung und Wertschätzung meinerseits, gerade für diese emotionalen, nicht rationalistisch-leistungsorientierten Anteile, hinzuzufügen.

Wir sprachen also über Chester Bennington, dessen bewegte persönliche Geschichte von frühen Beziehungsabbrüchen, sexuellem Missbrauch in der Kindheit, Alkohol- und Drogenmissbrauch und der viele Jahre funktionierenden Sublimierung in erstklassiger Rockmusik mich zunehmend faszinierte, je mehr Herr F. mich mit ihr vertraut machte. Es entstand, nicht nur bei mir, sondern zunehmend auch bei Herrn F., tiefes Mitgefühl für diesen früh traumatisierten, empfindsamen, wütenden, traurigen und poetischen jungen Mann, der einer der größten Rockmusiker der letzten Jahrzehnte geworden war. Wir sprachen auch ausführlich über Herrn F.s persönliche Rezeptionsgeschichte. Bereits seit der frühen Jugend war er Fan der Band gewesen, welche ihn bis zum Tod Benningtons durchgängig begleitet hatte. Er hatte sich als Jugendlicher mit den früheren, härteren Songs identifiziert, mit den Texten über Wut, Frustration und die Schwierigkeiten, den eigenen Weg im Leben zu gehen. Diese rohe, aber doch poetische Aggression hatte ihn angesprochen und er hatte sich vor allem mit Chester Bennington, als Protagonist dieser Gefühle, identifiziert, wenngleich er im Gegensatz zu diesem eine unbeschwerte Kindheit und Jugend gehabt habe. Später sei er gemeinsam mit der Band »erwachsen geworden«, habe stärker das Gefühl gehabt, im Leben angekommen zu sein, wozu der inzwischen melodischere Sound der Band und die optimistischeren Texte Benningtons, der nach dem exzessiven

Alkohol- und Drogenkonsum der frühen Bandjahre inzwischen abstinent geworden war, weiterhin gut gepasst hätten. Vor diesem Hintergrund traf Herrn F. und mit ihm offenbar große Teile der Fangemeinde und des persönlichen Umfelds Benningtons die Nachricht von dessen Suizid umso unvorbereiteter und härter. Fassungslosigkeit, Verleugnung, Wut, Enttäuschung, Trauer und innere Leere erfassten ihn – ebenso, wie dies beim Verlust einer persönlich bekannten, nahestehenden Person der Fall sein kann. Der Einschnitt, den der Suizid Benningtons in Herrn F.s Alltag bedeutet hatte, war, wie sich zunehmend herausstellte, erheblich gewesen. Die Musik der Band, die seit der Jugend ein regelmäßiger und wichtiger innerer Zufluchtsort gewesen war, auch und gerade in stressigen Zeiten wie der intensiven Lernphase, habe er für den Rest der Examensvorbereitung nicht mehr hören können. Die späteren Texte seien ihm auf einmal unglaubwürdig erschienen und die Musik habe ihn nicht mehr positiv energetisiert, sondern nur noch traurig gemacht. Es wurde deutlich, dass Herr F. nicht nur eine Verlusterfahrung zu betrauern hatte, sondern auch eine für ihn zentrale *Ressource* verloren hatte: die Möglichkeit, sich durch die Musik seiner Lieblingsband zu entspannen, zu motivieren und zu stabilisieren, indem sie Ausdruck und Spiegelung seiner Emotionen war, ihn an wichtige, positive Erfahrungen und Erlebnisse erinnerte und ihn in Kontakt mit Chester Bennington, einem wichtigen parasozialen Begleiter und Vorbild, brachte.

Die Aktivierung oder Reaktivierung wirksamer persönlicher *Ressourcen* ist ein wichtiger Wirkfaktor von Psychotherapie (Grawe, 1998; Grawe & Grawe-Gerber, 1999). Es steht gerade den psychodynamischen Therapieverfahren, die ursprünglich oftmals stärker defizitorientiert ausgerichtet waren (was in einer für moderne Ohren oft beschämend und entwertend klingenden und für die Verständigung mit Patient*innen dadurch zum Teil unbrauchbar gewordenen Fachsprache noch unangenehm nachhallt), gut an, dass auch hier inzwischen eine ressourcen- und lösungsorientierte Haltung Verbreitung gefunden hat, welche die (Re-)Aktivierung und Stärkung vorhandener persönlicher *Ressourcen* in den Blick nimmt (Wöller & Kruse, 2010). Der Ressourcenbegriff ist dabei breit definiert (Grawe & Grawe-Gerber, 1999): Neben persönlichen Fähigkeiten und Fertigkeiten und äußeren Faktoren wie beruflicher und finanzieller Sicherheit und sozialen Beziehungen können auch zunächst banal erscheinende und folglich leicht zu übersehende Merkmale wie Interessen, Werte, Neugier oder Begeisterungsfähigkeit wichtige *Ressourcen* darstellen. Emotional bedeutsame

Musik und parasoziale Beziehungen können also durchaus als potenzielle *Ressourcen* betrachtet werden.

Nach Wöller und Kruse (2010) kann ressourcenorientiertes Arbeiten in psychodynamischen Psychotherapien entlang der folgenden Ansätze/Ziele aufgebaut sein:

- Bisherige Bewältigungsstrategien explorieren
- Positive Emotionen verstärken
- Positive Erwartungen induzieren
- Stärken akzentuieren und nutzen
- Selbstwerterhöhende Bestätigung ermöglichen
- Reframing
- Positive innere Bilder aktivieren

Bisherige Bewältigungsstrategien explorieren

Herr F. und ich hatten bereits über frühere Strategien zum Stressabbau und zur emotionalen Stabilisierung gesprochen (Sport, Freunde treffen) und er hatte diese erfolgreich wieder aufnehmen können. Nun wollte ich, darüber hinaus, die mögliche ressourcenhafte Bedeutung von Chester Benningtons Musik für Herrn F. explorieren: »Wie würden Sie das Besondere dieser Musik für Sie ganz persönlich beschreiben?«, »Wie haben Sie sich beim Hören gefühlt?« Die darauf folgende, vertiefte Auseinandersetzung mit Herrn F.s Beziehung zu Chester Bennington und dessen Musik zeigte, wie er die laute, gleichermaßen aggressive wie sensible Musik immer wieder vor allem zum Stressabbau hatte nutzen können. Herr F, der als Gymnasiast und später als Student vor allem kognitiv gefordert worden war, hatte sich in Lernpausen mit der Musik ablenken und laut mitsingend körperlich Energie und Anspannung abbauen können. Chester Benningtons authentisch wirkende Narrative vom Scheitern und Wiederaufstehen, vom Kampf gegen äußere Widerstände und innere Dämonen hatten ihn motiviert und ihn daran glauben lassen, dass man auch hochgesteckte Ziele (zum Beispiel Arzt zu werden) aus eigener Kraft erreichen könne. Die bei aller Verletzlichkeit und Unsicherheit doch so mutige Offenheit und das unbedingte Zu-sich-selbst-Stehen des Sängers waren ihm Vorbild und Orientierung bei der auch mit Mitte 20 noch nicht ganz abgeschlossenen (wahrscheinlich niemals ganz abgeschlossenen) adoleszenten Selbstfindung gewesen.

Positive Emotionen verstärken

Es kann von Patient*innen (und leider gelegentlich auch noch von Psychotherapeut*innen) zunächst als ungewöhnlich, ja sogar unangemessen, wahrgenommen werden, in einem psychotherapeutischen Rahmen über positive Erfahrungen, zumal aus einem tendenziell als banal bewerteten Kontext wie Popkultur, zu sprechen. Dem liegt ein defizitorientiertes Störungs- und Therapieverständnis zugrunde, welches Gefahr läuft, das individuelle So-Sein der einzelnen Patient*in zugunsten einer internalisierten Norm als unreif oder dysfunktional zu entwerten, anstatt gerade die individuellen Bedürfnisse, Motive und Entwicklungsimpulse als salutogene *Ressourcen* zu betrachten und sie respektvoll und dankbar in der Therapie zu nutzen. Durch die Zuwendung zu und die Verstärkung von positiven Emotionen hingegen

> »entsteht nicht nur ein Gefühl der Verbundenheit angesichts einer gemeinsamen Aufgabe. Die wechselseitige positive Ansteckung kann auch die Voraussetzungen für die Akzeptanz schwieriger, mühsamer und schmerzhafter Aspekte der Therapie verbessern. Selbstverständlich soll auf diese Weise nicht eine flache oder familiäre Atmosphäre entstehen, sondern die positiv-affektiv getönte Stimmung soll in eine Atmosphäre ernsthafter und empathischer therapeutischer Arbeit eingebettet werden« (Wöller & Kruse, 2010, S. 163).

Indem wir uns in der Therapie intensiv mit Herrn F.s persönlicher Rezeptionserfahrung beschäftigten, gaben wir den früher erlebten intensiven Gefühlen erneut Raum im Hier und Jetzt der Therapiesitzung. Die kraftvolle Vitalität, der trotzige Wille zur Selbstbehauptung und das stolze Bekenntnis zur eigenen Emotionalität, welche Herr F. früher mit der Musik Chester Benningtons verbunden hatte, wurden durch seine Schilderungen für uns beide wieder spürbar, was ich markierte, um Herrn F. das noch immer vorhandene, energetisierende Potenzial seiner Lieblingsmusik bewusst zu machen: »Wenn Sie so über die Musik und Ihre Erfahrungen beim Hören sprechen, entsteht bei mir der Eindruck, dass es sich dabei um sehr kraftvolle, positive Erlebnisse gehandelt haben muss.«

Positive Erwartungen induzieren

Auf diese Weise kam Herr F. in unseren Sitzungen mit den früher so wirksamen, dann aber verloren geglaubten Gefühlen, welche für ihn mit der

Musik Linkin Parks verknüpft waren, wieder intensiv in Kontakt. Dadurch konnten wir gleichsam beweisen, dass diese ihm nicht durch Chester Benningtons Suizid unwiederbringlich genommen worden waren. Auf der Basis der in der Therapie wieder neu wahrgenommenen positiven Emotionen versuchte ich, ihm bewusst zu machen, dass es ganz bei ihm lag, wie er mit der Erinnerung an Chester Bennington, an seine eigene Geschichte mit dessen Musik und mit der Musik selbst in Zukunft umgehen wollte, ob und wie er sie weiterhin rezipieren und für sich nutzen würde: »Haben Sie in letzter Zeit mal wieder Linkin Park gehört?«, »Könnten Sie sich vorstellen, es zu versuchen?«, »Denken Sie, dass die Musik auch zukünftig wieder diese positiven Gefühle bei Ihnen auslösen könnte?« Dadurch dass Herr F. sich zunächst wieder vorstellen konnte, Linkin Parks Musik als Ressource zu reaktivieren – und dies kurz darauf auch tat –, konnten seine Selbstwirksamkeitserwartung in Bezug auf die Therapie und sein Vertrauen in die Wirksamkeit des therapeutischen Prozesses gestärkt werden, und die zuvor eher vage Hoffnung, dass es ihm irgendwann wieder so gut gehen könne wie ehemals, wurde erstmals konkret und nachdrücklich spürbar.

Stärken akzentuieren und nutzen

Diese Selbstwirksamkeitserwartung in Bezug auf den therapeutischen Prozess und die Umsetzung persönlicher Ziele wird umso konkreter spürbar, je mehr sich Patient*innen ihrer individuellen Stärken und Fähigkeiten bewusst werden. Auch hierfür konnten Herr F. und ich das Beispiel Chester Benningtons nutzen, mit dem er sich auch deshalb so stark identifiziert hatte, weil er – trotz der grundsätzlich unterschiedlichen Lebensläufe – dessen Stärken auch bei sich wahrgenommen hatte beziehungsweise seine positiven Selbstbildaspekte auf das mediale Bild von Chester Bennington projizieren und sich somit in positiver Weise selbst hatte spiegeln können. Ein starker Wille und die konsequente Bereitschaft, sich für seine Ziele anzustrengen, gehörten dazu, ebenso wie Charisma und die Fähigkeit, Menschen für sich einzunehmen und so positives soziales Feedback zu erfahren. Da deutlich war, dass Herr F. sich immer schon mit diesen starken, lebensbejahenden Aspekten der öffentlichen Persona Chester Bennington identifiziert hatte und keine Gefahr bestand, in eine unkritische oder schwer kontrollierbare Identifikation mit deren Suizidalität zu geraten (vielleicht hatte er sich auch gerade vor dieser durch die zeitweise Abkehr von seinem Idol effektiv geschützt), bemühte ich mich, diese selbstwertdienliche Identifikation wieder stärker spürbar werden zu lassen:

> »Wenn ich Sie über Chester Bennington reden höre, über seine Konsequenz und Zielstrebigkeit, auch darüber, dass er vielen Menschen etwas bedeutet hat, fällt mir auf, dass man diese Dinge in ähnlicher Weise vielleicht auch über Sie sagen könnte.«

Schließlich fanden wir gemeinsam noch eine weitere Fähigkeit Herrn F.s, die er Chester Bennington immer zugeschrieben hatte und die er an sich selbst im Rahmen der Therapie neu entdeckte: die Fähigkeit, nach einem Rückschlag wieder aufzustehen und aus einer krisenhaften Lebenssituation gestärkt und gereift hervorzugehen.

Selbstwerterhöhende Bestätigung ermöglichen

Trotz der nun wieder deutlich positiveren therapeutischen Atmosphäre und optimistischeren Grundstimmung Herrn F.s tat er sich auf der kognitiven Ebene weiterhin schwer, den Verlust seines Lieblingssängers als ernsthaftes emotionales Belastungserlebnis anzuerkennen. Sein auch hier deutlich werdender hoher Selbstanspruch ließ ihn sich die Gefühle von Trauer, Verlassenheit und Verzweiflung zunächst nicht zugestehen. Mit entwertenden und relativierenden Beurteilungen setzte er sein Selbstwertgefühl unbewusst beständig herab: »Aber eigentlich kann das ja nicht so schlimm sein, es war ja kein echter Freund.« »Der hatte ja Millionen Fans, denen geht es ja deshalb auch nicht allen so schlecht.« Um Herrn F. auch weiterhin auf dieser kognitiv-rationalisierenden Ebene abholen zu können, frischte ich mein Wissen zur Forschung bezüglich parasozialer Beziehungen auf, was sich als sehr hilfreich erwies, um ihm eine rationalistische Brücke zu der von ihm bagatellisierten emotionalen Verlusterfahrung zu bauen. Ich wusste von empirischen psychologischen Studien zu berichten, die gezeigt hatten, dass das wiederholte Anschauen von Lieblingsserien Einsamkeitsgefühle reduziert und selbst das Denken an fiktionale Lieblingscharaktere Stimmung und Selbstwert verbessern kann (Derrick et al.,

2009[4]). Nach der *Social Facilitation Theory* (Zajonc, 1965) steigert bereits das Betrachten eines Bildes des fiktionalen Lieblingscharakters die Leistung bei stereotypen Aufgaben (Gardner & Knowles, 2008) – eine Erfahrung, die Herr F. mit der Präsenz Chester Benningtons durch dessen Musik beim Lernen gemacht hatte. Und *last but not least* konnte experimentell gezeigt werden, dass selbst der imaginierte Verlust eines Lieblingsseriencharakters durch dessen Serientod oder die Absetzung der Serie dieselben Gefühle evozieren kann, wie der real erlebte Verlust einer nicht-fiktionalen sozialen Beziehung (Cohen, 2004). Es lag nahe, dass die Musik einer realen, wenn auch nicht persönlich bekannten Person als Medium eine mindestens ebenso starke emotionale Beziehungserfahrung zu vermitteln in der Lage war, wie es die harte Empirie für fiktionale Seriencharaktere zu zeigen vermocht hatte. Insofern konnte insbesondere der zuletzt berichtete Effekt Herrn F.s tiefe Trauer um seinen langjährigen Freund und Mentor quasi rehabilitieren, für welche er sich unbewusst so sehr geschämt hatte, dass er sie auch vor sich selbst verborgen und bagatellisiert hatte.

Reframing

Unter *Reframing* oder Umdeutung versteht man »eine therapeutische Aktivität, die versucht, dem Patienten eine neue und positivere Sichtweise eines Sachverhaltes zu vermitteln, der als belastend erlebt wird« (Wöller & Kruse, 2010, S. 169). Durch die bewusste und als legitim validierte Trauer um Chester Bennington konnten die Gefühle von Angst, Überforderung, Enttäuschung und Verunsicherung von etwas Unverständlichem und Unverzeihlichem zu einer nachvollziehbaren und letztlich im Sinne der Verarbeitung gesunden Reaktion umgedeutet werden. Der Suizid Benningtons erschien infolge unserer intensiven Beschäftigung mit seinem Leben und Werk nicht mehr als Betrug und Im-Stich-Lassen seiner Fans, sondern als tragisches Ende eines gleichwohl respektablen und wertvollen Lebens. Sein Werk und die Geschichte, welche Herrn F. mit diesem verband, waren in Wahrheit keine Täuschung, kein *fake*, gewesen, sondern stellten die Hin-

4 Dass die Erstautorin dieser Arbeit über Fernsehserien ausgerechnet »Derrick« heißt, hatte ich mir leider nicht gemerkt, wodurch der naheliegende »Fahr-den-Wagen-vor«-Witz ungemacht bleiben musste.

terlassenschaft eines langjährigen Freundes und unterstützenden Begleiters dar. Und schließlich war auch Herrn F.s Trauerreaktion keinesfalls ein Zeichen von Schwäche oder Versagen, bedeutete nicht, dass er nie mehr die zuversichtliche, lebensfrohe Person sein können würde, als die er sich selbst kannte. Vielmehr konnte in ihr eine Würdigung der Beziehung zu Chester Bennington gesehen werden und ein notwendiger Prozess, um diese auf eine neue, in gewisser Hinsicht sogar tiefere, weil sehr viel bewusstere Ebene zu heben und ihm auf diese Weise zu mehr Selbsterkenntnis und einer Ergänzung seines Selbstbildes um sensible, verletzliche, um Selbstfürsorge bemühte Anteile verhelfen.

Positive innere Bilder aktivieren

Wenn ich mit Herrn F. über die Bedeutung seiner parasozialen Beziehung zu Chester Bennington und dessen Musik sprach, benutzte ich gerne Formulierungen wie *innerer Begleiter*, *Freund* oder *Gefährte*, um ihm das Konzept eines *internalisierten guten Objektes* (Kernberg, 2002) in zugänglicher Sprache nahezubringen. Zur Aktivierung positiver innerer Bilder durch internalisierte gute Objekte wird in der Traumatherapie gerne die Imaginationstechnik des *Inneren Helfers* (Reddemann & Sachsse, 1997) eingesetzt. Dabei wird ein eindeutig positiv besetztes, als wohlwollend oder beschützend wahrgenommenes inneres Objekt, zum Beispiel ein Schutzengel, Krafttier, Fabelwesen oder ein Geschichtencharakter, möglichst lebhaft und klar imaginiert, um es später in Belastungssituationen in der Vorstellung herbeirufen zu können, damit es Schutz, Rat oder Trost spendet. Ich schlug Herrn F. diese Möglichkeit, seine parasoziale Beziehung zu Chester Bennington über dessen Tod hinaus für sich aktiv nutzbar zu machen, vor:

> »Vielleicht lässt sich Ihre Erfahrung, dass Chester Bennington mit seiner Musik und seiner Persönlichkeit Sie motiviert und gestärkt hat, auch aktiv wieder hervorrufen. Könnten Sie sich vorstellen, dass es hilfreich sein könnte, die Musik bewusst einzusetzen, wenn Sie sich zum Beispiel frustriert, ängstlich oder antriebslos fühlen? Oder sich aktiv zu fragen, welcher Song oder welches Zitat von Chester zu einer aktuellen Situation Ihres Lebens passt und Sie motivieren oder Ihnen zu mehr Klarheit über Ihre Gefühle verhelfen könnte?«

Ich möchte an dieser Stelle noch darauf hinweisen, dass sich für die Arbeit mit früh traumatisierten Menschen reale Personen eher nicht als innere Helfer eignen, da sie nie *absolut* positiv, sondern immer ambivalent besetzt sind und sich ihre Wahrnehmung im Laufe einer Therapie auch verändern kann (Wöller & Kruse, 2010). Auch Herrn F.s Beziehung zu Chester Bennington war, selbst nach unserer Trauerarbeit, nicht völlig frei von Ambivalenz. Da er jedoch über ein gut integriertes Strukturniveau (vgl. Arbeitskreis OPD, 2006) verfügte und keine frühen Traumatisierungen erlebt hatte, schien mir dieser innere Helfer trotzdem geeignet. Herr F. brauchte den inneren Helfer ohnehin nicht, um sich etwa vor schweren posttraumatischen Symptomen wie Dissoziation oder Selbstverletzung zu schützen. Aber er konnte die Musik von Linkin Park, die Erinnerung an seine Konzertbesuche und das Gedenken an seinen inneren Helfer und parasozialen Freund Chester Bennington nutzen, um mit der Kraft, dem Optimismus, der Lebensfreude in Kontakt zu kommen, die immer seine persönlichen Ressourcen gewesen waren.

Herr F. begann wieder, die Musik von Linkin Park zu hören und fühlte sich auf diese Weise nicht nur wieder mit Chester Bennington, sondern auch mit seinem eigenen, selbstwirksamen Ich verbunden. Er begann, sich auf das anstehende praktische Jahr mit der Offenheit und Neugier, die ihn ursprünglich zum Medizinstudium bewegt hatten, zu freuen. Wir beendeten die Therapie dann zügig, da es Herrn F. wieder gut ging. Im Gegensatz zu Chester Bennington war er mit stabilen Bindungserfahrungen und einer gesunden psychischen Struktur gesegnet und konnte die Verlusterfahrung, welche ihn in der vulnerablen Hochstressphase erwischt und dadurch vorübergehend destabilisiert hatte, gut verarbeiten, sobald er sich selbst die Erlaubnis gegeben hatte, überhaupt Trauer und Schmerz zu empfinden.

II.IV *Sissi:* Schicksalsjahre einer Kämpferin – Deutungen im Viereck der Einsicht

Stolze 74 Jahre war Frau I. alt, als sie sich zur psychotherapeutischen Sprechstunde in meiner Praxis vorstellte. Höflich, adrett und geradeheraus, wirkte sie auf den ersten Blick deutlich jünger. Fast umgab sie etwas Mädchenhaftes. Sie hatte noch nie eine Psychotherapie gemacht, noch nicht einmal Anlass gehabt, überhaupt darüber nachzudenken. Nun aber war sie verzweifelt und hatte sich ihrer Nachbarin anvertraut, die ihr dazu geraten hatte. Frau I. hatte in ihrem Leben schon viel erlebt. Als schlesische Kriegsflüchtlinge hatte die kinderreiche Familie seit Frau I.s Geburt in relativer Armut gelebt. Der kriegstraumatisierte Vater war still und distanziert, konnte jedoch auch jähzornig werden, wenn die Kinder ihm beim Spielen oder Streiten zu laut wurden. Vater und Mutter mühten sich redlich, um die Kinder zu ernähren. Für emotionale Zuwendung blieb dabei wenig Zeit. Stattdessen galten auch für die Kinder die Werte der Eltern: Pflichterfüllung, Gehorsam und Genügsamkeit. Dennoch, so erzählte Frau I., habe sie ihre Kindheit als schön empfunden. Bei aller Anforderung und Entbehrung sei doch die Freiheit der Kinder, miteinander in der Natur Zeit zu verbringen, zu spielen, achtsam im Hier und Jetzt zu leben und sich an Kleinigkeiten, wie einem reichhaltigen Pilzfund oder einem besonders schönen Stein, erfreuen zu können, das prägende Gefühl gewesen. Aus finanzieller Notwendigkeit ging Frau I. bereits mit 15 Jahren in die Lehre, verließ mit 18 das Elternhaus und stand als gelernte Verkäuferin lange Zeit auf eigenen Beinen, bis sie schließlich, bereits in den 40ern, noch die unerwartete große Liebe fand und zu ihrem späteren Ehemann, in ein anderes Bundesland, zog. Voll rührender Dankbarkeit wusste sie über glückliche Jahre zu berichten. Das infolge der späten Heirat kinderlose Paar unternahm Ausflüge und Reisen. Der Mann war in seinem Heimatort schon immer integriert und beliebt gewesen und auch Frau I. fand schnell einen großen Kreis an Bekannten und Freundinnen. Erst nach der Berentung ihres Mannes begann dessen gesellige Trinkseligkeit zunehmend zum Problem zu werden. Zumindest nahm Frau I. sie erst dann als solches wahr. Hatte er schon früher täglich sein Feierabendbier getrunken, fing er jetzt immer früher an und trank irgendwann täglich schon morgens. Der offene und heitere Mann wurde zunehmend mürrisch, abweisend, jähzornig und kränkbar. Bekannte wandten sich ab und Frau I. wurde von ihrem Mann verdächtigt, schlecht über ihn zu reden, sobald sie sich mit einer Freundin treffen oder auch nur telefonieren wollte. Sie schränkte ihr eigenes Sozialleben immer mehr ein, um Konflikte mit ihm zu vermeiden. Jegliche Erwähnung von Behandlungsmöglichkeiten seiner Suchterkrankung zog massive verbale Ausbrüche voller Vorwürfe und Entwertungen nach sich, sodass sie auch dies mit der Zeit unterließ. Der körperliche Verfall ihres Mannes und wiederholte Unfälle durch Stürze im Vollrausch belasteten den Alltag zusätzlich. Gelegentlich unternahm er von sich aus Versuche, abstinent zu sein, die aber nie länger als einige Tage andauerten.

Nun, nach fast zehn Jahren, war Frau I. zermürbt und verzweifelt. Sie war selbst erschrocken darüber, dass sie suizidale Gedanken entwickelt hatte und schließlich konkret darüber nachdachte, von einer Bahnbrücke zu springen, und nahm meinen Vorschlag im Erstgespräch, sich zunächst zum Selbstschutz in die Akutpsychiatrie einweisen zu lassen, zwar traurig, aber doch erleichtert, an. Aus einem relativ kurzen Aufenthalt kehrte sie deutlich stabilisiert zurück, akute Suizidalität war fortan kein Thema mehr. Sie war sehr zufrieden mit der Behandlung gewesen und ich konnte mir gut vorstellen, dass sie mit ihrer höflichen, einsichtigen und genügsamen Art eine beim Personal beliebte Patientin gewesen war. Nach kurzer Stabilisierungsphase, sei, so Frau I., schnell klar gewesen, dass sie »da raus« – sprich: die gemeinsame Wohnung verlassen – müsse. Es sei in den therapeutischen Gesprächen der Plan geschmiedet worden, dass sie nach der Entlassung zügig in ihre, mehrere hundert Kilometer weit entfernte, frühere Heimatstadt ziehen sollte, wo sie noch immer Kontakt zu einem befreundeten Ehepaar hatte, welches schon früher angeboten habe, dass sie jederzeit zu ihnen kommen könne. Frau I. gab sich in den ersten Gesprächen mit mir nach ihrer Entlassung fest entschlossen, diesen Plan umzusetzen. Auch ich war zu diesem Zeitpunkt überzeugt davon, dass dies die beste Lösung sei. Sie war zuvor nie psychisch krank gewesen, ihre depressiv-suizidale Symptomatik war offensichtlich eine Anpassungsstörung infolge der häuslichen Situation und sie erschien mir rüstig und aufgeschlossen genug, um, von dieser Last befreit, noch eine ganze Weile ein erfülltes Leben führen zu können. Dementsprechend richtete ich mich auf eine kurze ambulante Behandlung ein, deren Fokus vor allem anleitend und psychoedukativ darin bestehen würde, Frau I. bei den notwendigen Schritten für ihren Auszug zu unterstützen. Mit zunehmender Sorge – und Ungeduld – nahm ich daher wahr, dass Frau I.s Entschlossenheit offenbar vor allem extrinsisch motiviert gewesen und daher nicht von langer Dauer war. Sie wisse ja, dass die Behandler*innen in der Klinik und ich recht hätten, und letztlich müsse sie ja ausziehen, aber sie wolle noch einen Frühling in ihrem Garten erleben, der immer ihr ganzer Stolz gewesen sei. Auch in der Angehörigengruppe der Anonymen Alkoholiker, welche sie früher einige Zeit lang besucht hatte (ihren Mann hatte sie freilich nie dazu bewegen können, an einer Sitzung teilzunehmen), sei ihr gesagt worden, dass man einer suchtkranken Person nicht helfen könne, wenn sie sich nicht selbst helfen wolle, aber sie wünsche sich so sehr, dass ihr Mann doch noch zur Vernunft komme, und dann wolle sie ihm beistehen. Ohne sie, so war sie sicher, würde er über kurz oder lang verwahrlosen und erst recht niemals vom Alkohol lassen können. Nach all den gemeinsam verbrachten Jahren falle es ihr schwer, sich vorzustellen, alleine zu leben. Auch die vielen Freundinnen, die sie vor Ort habe, könne sie einfach noch nicht aufgeben.

Als Psychotherapeut empfinde ich die vier Prinzipien der Medizinethik (Beauchamp & Childress, 2019) als oft hilfreiche Leitschnur, quasi als Minimalmaßstab, für die therapeutische Haltung gegenüber Patient*innen. Diese sind:

- Respekt vor der autonomen Entscheidungsfreiheit der Patient*in;
- aktives fürsorgliches Handeln zum Wohle der Patient*in;
- das sorgfältige Abwägen und soweit als möglich Vermeiden von Schädigungen der Patient*in durch die Behandlung und
- Gerechtigkeit in der Behandlung und der Verteilung von Behandlungsressourcen.

Oftmals hilft mir die Bewusstmachung dieser einfachen Grundsätze dabei, meine therapeutische Haltung zu justieren. In diesem Fall jedoch stand ich vor einem manifesten Konflikt zwischen dem Respekt vor der autonomen Entscheidung von Frau I., die, wie sich zunehmend herausstellte, darin bestehen würde, ihren Mann, zumindest auf absehbare Zeit, nicht zu verlassen, und meinem Fürsorgeauftrag, durch welchen ich mich dazu verpflichtet sah, sie aus ihrer *Co-Abhängigkeit*, welche sie depressiv und suizidal gemacht hatte, zu *retten*. Ich dachte tatsächlich »retten«, was viel über meine *Gegenübertragung* auf Frau I. in der Therapie bis zu diesem Zeitpunkt aussagt.

Bevor ich genauer auf meine *Gegenübertragung* auf Frau I. eingehe, bedarf das Begriffspaar *Übertragung* und *Gegenübertragung* einer kurzen Definition: Als *Übertragung* im psychotherapeutischen Kontext werden Gefühle, Gedanken, Erwartungen und Verhaltensweisen von Patient*innen bezeichnet, die sich weniger aus der Realbeziehung zur Person der Psychotherapeut*in, sondern eher als die unbewusste Anwendung von in anderen/früheren Beziehungen internalisierten Interaktionsmustern erklären und verstehen lassen. Der Begriff der *Gegenübertragung* wird, nach vielfältigen konzeptuellen Veränderungen, heute als die Gesamtheit des emotionalen Erlebens der Therapeut*in gegenüber der Patient*in definiert, unabhängig davon, ob es sich um eher durch die Kontaktgestaltung der Patient*in ausgelöste Reaktionen (*Gegen-Übertragung* im Wortsinn) oder stärker in der Person und aktuellen persönlichen Situation der Therapeut*in wurzelnde Emotionen handelt (Wöller & Kruse, 2010).

Anders als in der Literatur zur *Gegenübertragung* in der psychotherapeutischen Behandlung deutlich älterer Patient*innen beschrieben, fühlte ich mich Frau I. gegenüber keineswegs »eher in die Position des Kindes oder auch Enkels gebracht, was aufseiten des Behandlers Gefühle von Verunsicherung begünstigt« (Eckert, 2005, S. 488). Im Gegenteil: Frau I.s leises, mädchenhaftes Auftreten, ihre devote und dankbare Haltung gegenüber Ärzt*innen und mir als Psychotherapeut hatten mich ihr gegenüber so fühlen lassen, als wüsste ich genau, was das Beste für sie sei, und als sei sie einfach zu naiv oder zu schwach, um dies ohne meine Hilfe erkennen und vor allem umsetzen zu können. Auf der *Gegenübertragungs*ebene war demnach das ethische Prinzip der Autonomie der Patientin, zugunsten einer (über-)fürsorglichen Haltung, in den Hintergrund gedrängt worden. Auch förderlich für diese *Übertragungs-Gegenübertragungs*-Konstellation war sicherlich Frau I.s unbewusst internalisiertes Geschlechtsrollenbild. Während sie in der praktischen Gestaltung ihres Lebens als Erwachsene bis heute sehr selbstbestimmt war, tendierte sie innerlich doch dazu, Männern größere Autorität und Entscheidungskompetenz zuzuschreiben als Frauen – ausgenommen die stereotyp weiblich konnotierten Domänen Haushalt, Ästhetik und Beziehungen. Insofern hatte sie unbewusst gar nicht von mir erwartet, sie in ihrem inneren Konflikt bezüglich der Nähe-Distanz-Regulation gegenüber ihrem Mann zu verstehen, sondern sich mit meinem direktiven Urteil, dass sie selbstverständlich ausziehen müsse, zunächst leicht abgefunden. Allerdings ging damit auch einher, dass sie ihre Unfähigkeit, diese scheinbar unstrittige Empfehlung umzusetzen, entsprechend ihrem (Geschlechtsrollen-)Selbstbild auf ihre eigene Schwäche und Unreife attribuierte, anstatt die Empfehlung selbst infrage zu stellen. Sie hatte nicht gelernt, sich gegenüber Männern zu behaupten. Ihre depressiven Gefühle waren aus dem chronischen Gefühl der Hilflosigkeit (vgl. Seligman, 1975) gegenüber dem gegen sie und ihn selbst gerichteten aggressiven Verhalten ihres Mannes entstanden. Statt diesen inneren Konflikt zwischen Autonomie/Abgrenzung/Selbstschutz und Anpassung/Unterordnung/Abhängigkeitsgefühl Frau I. bewusst zu machen, um ihr die Erarbeitung individueller, funktionalerer Lösungen zu ermöglichen, hatte ich ihre passiv-defizitäre Selbstwahrnehmung ungewollt validiert, was natürlich nicht Sinn und Zweck einer psychodynamischen Behandlung neurotischer Patient*innen ist:

> »Da die pathogen wirkenden Konflikte unbewusst sind, ist das Hauptziel demnach deren allmähliche Bewusstmachung; denn dann befinden sie sich

> im Einflussbereich des bewussten Ichs mit seinen reflexiven und handlungsbezogenen Ressourcen. Der Patient selbst kann unter Berücksichtigung der durch seine innere und äußere Realität gegebenen Rahmenbedingungen [...] für sich neue Lösungswege entwickeln. [...] Dieser Zielvorstellung entsprechend werden [...] keine direktiven oder suggestiven Techniken angewandt (z. B. keine Ratschläge oder Aufforderungen), weil dies unbewusst dem Patienten bestätigen würde, dass er doch ›zu klein‹ für Selbstständigkeit und Selbstverantwortung wäre« (Schneider, 2005, S. 428).

Dementsprechend konnten wir in dieser ersten Phase von Frau I.s Therapie auch kaum eine weitere Symptomremission erreichen. Zwar wurde sie nie mehr akut suizidal. Die Verzweiflung, Erschöpfung, Traurigkeit, Antriebslosigkeit und ihre für sie gänzlich untypische Tendenz, sich sozial zurückzuziehen, blieben jedoch zunächst bestehen. Zudem attribuierte sie diese jetzt noch stärker als persönliches Versagen und ihre eigene Schuld, denn die Lösung schien ja – da waren sich die Damen und Herren Doktoren schließlich einig – so klar. Diese Beziehungsdynamik wurde mir schließlich immer deutlicher bewusst. Unter anderem auch dadurch, dass Frau I. immer expliziter die Zuschreibung des ungehorsamen beziehungsweise ungenügenden Kindes annahm, dem ich mich, so die *Übertragung*, gnädig erbarmte. Der Höhepunkt dieser Inszenierung wurde erreicht, als sie mir vor einer Feiertagspause 20 Euro geben wollte, »weil ich immer noch herkommen darf, um mit Ihnen zu reden.« Selbstverständlich lehnte ich das Geld ab. Darüber hinaus bemühte ich mich, Frau I. eine selektiv-authentische Rückmeldung zu geben, indem ich ihr erklärte, dass mich diese Geste ihrer Dankbarkeit zwar rühre, mir aber auch zeige, dass ich es offenbar nicht geschafft hatte, ihr das Gefühl zu vermitteln, dass der therapeutische Rahmen ein Raum sein sollte, in welchem alle ihre Emotionen, Bedürfnisse und Handlungen wertungsfrei und gleichberechtigt Beachtung finden und Respekt erfahren dürften und in welchem sie nicht meine Erwartungen zu erfüllen habe, sondern vielmehr *ich* in der Pflicht sei, *sie* bestmöglich darin zu unterstützen, Einsicht und Klarheit über ihre Motive und Bedürfnisse zu gewinnen, um auf dieser Basis selbstbestimmt und bewusst Entscheidungen für sich treffen zu können. Fachsprachlich ausgedrückt hatte ich es nicht geschafft, eine Haltung *technischer Neutralität* zu wahren:

> »Es ist leicht einzusehen, dass Neutralität gegenüber den individuellen Wertevorstellungen eines jeden Patienten gewahrt werden muss – und dies

> geht über Werte zum Beispiel hinsichtlich sexueller Präferenzen oder religiöser Vorstellungen deutlich hinaus. Sich an diese Einsicht zu halten ist freilich weit problematischer, als man vorher annimmt. [...] Wir [...] müssen uns dann umso gezielter bewusst machen, dass es hier um Respekt und Akzeptanz anderer Vorstellungen geht, die zu kritisieren uns meist nicht zusteht« (Dulz, 2004, S. 128).

In dieser Zeit – sie war nun schon ein paar Monate bei mir in Therapie – fiel ihr erstmals das *Casablanca*-Poster in meinem Behandlungszimmer auf. Wenn sie im Behandlungssessel saß, hing es in ihrem Rücken, und die prominenteren Poster hatte sie bisher wenig beachtet, da sie neuere Film- und Serienmotive zeigten, welche ihr nichts sagten. Sie freute sich über Humphrey Bogart, den sie immer gemocht habe, auch weil in ihrer Herkunftsfamilie Einigkeit bestanden habe, dass einer ihrer Brüder ihm aufs Haar geglichen habe. In dem 1943 erschienenen Filmklassiker spielt Bogart den zynischen Barkeeper Rick Blaine, einen der charismatischsten Antihelden der Filmgeschichte. In Casablanca, wo die gestrandeten Kriegsflüchtlinge und Widerstandskämpfer die Zeit in *Rick's Café* totschlagen, wird Rick mit seiner Vergangenheit in Gestalt seiner großen Liebe Ilsa (Ingrid Bergmann) konfrontiert und findet so den Weg aus einer veritablen *Male Depression* zurück zu seinen antifaschistischen Überzeugungen. Viele, zum Teil auch falsche Zitate aus dem Film sind unsterblich geworden, wie zum Beispiel »Ich seh' Dir in die Augen, Kleines«, »Spiel's noch einmal, Sam« oder »Ich denke, das ist der Beginn einer wunderbaren Freundschaft«. Wir schwärmten gemeinsam für diesen nahezu perfekten Film mit seiner gelungenen Mischung aus Spannung, Witz, Dramatik und Romantik, wobei letztere aus unserer übereinstimmenden Sicht weit weniger kitschig war, als es dem Film oft zugeschrieben wurde. Schließlich opfert Rick am Ende seine große Liebe dem Widerstandskampf gegen die Nazis und verschafft dem Film somit zwar ein politisches, aber kein romantisches *Happy End.* Frau I. schwärmte auch für die schöne Ingrid Bergmann und störte sich weniger als ich an deren letztlich dann doch recht zeitgemäßer, passivschmachtender Hauptrolle. Auch erinnerte sie sich an eine Szene, in der Rick und Captain Louis Renault (der heimliche Star des Films, gespielt von Claude Rains) melancholisch einem Flugzeug hinterherblicken, welches nach Lissabon, in die Freiheit, abgehoben hat. Frau I. erinnerte sich, dass sie als Kinder oft lange auf dem Feld gelegen und in den Himmel geblickt hatten. Nur selten sei es zur damaligen Zeit vorgekommen, dass man ein Flugzeug am Himmel habe vorüberziehen sehen, was solche Momente zu etwas ganz Besonderem gemacht habe. Sie hätten dann von fernen, nur dem Namen nach bekannten Ländern geträumt, sich gefragt, wie es dort wohl aussehe, ob es sie überhaupt wirklich gebe. So drifteten wir ein wenig in eine Plauderei unter Filmfans ab und über die magischen Orte und fremden Welten, an die uns Filme bringen konnten. In diesem Zusammenhang wagte Frau I. schließlich zu berichten, dass ihre Lieblingsfilme eigentlich gar nicht die amerikanischen Klassiker à la *Casablanca* seien, sondern die Heimatfilme der 1950er Jahre, allen voran die *Sissi*-Filme mit Romy Schneider. Wieder zeigte sich hier ihre mädchenhafte Selbstunsicherheit und Schamhaftigkeit. Es war ihr etwas peinlich, die Filme seien ja »der reinste Kitsch«. Sie ließ sich dann aber doch ermutigen, mir davon zu erzählen, wie sie als Jugendliche und junge Erwachsene, wenn sie die früh verwitwete Mutter besucht habe, welche die Filme innig geliebt habe, mit dieser schöne Stunden verbracht habe, wann immer die *Sissi*-Trilogie oder ähnliche Filme im Fernsehen gezeigt worden seien. Bis heute könne sie sich, in liebevoller Erinnerung daran, an der heilen Welt der *Sissi*-Filme erfreuen, welche sie auch zurück in ihre eigene, trotz allem als unbeschwert erlebte Kindheit versetze. Besonders berühre sie nach wie vor die Sequenz, in der Sissi, im zweiten Teil der Reihe, vor den Konflikten mit der herrischen Schwiegermutter ins heimische bayerische Possenhofen flüchte und dort von den gutmütigen Eltern liebevoll empfangen werde. Ich selbst hatte die *Sissi*-Filme nur auszugsweise als Kind im Fernsehen gesehen und, um ehrlich zu sein, nie besonders interessant gefunden. Trotzdem sah ich mir den zweiten Teil *Sissi – Die junge Kaiserin* (Ö/BRD, 1956) nun noch einmal an. Der Film ist, nun ja, tatsächlich der reinste Kitsch. Allerdings hat der Konflikt der jungen Kaiserin am fremden Hof mit ihrer herrischen, entwertenden, zwanghaft die alte Ordnung bewahrenden Schwiegermutter tatsächlich etwas Anrührendes und Beklemmendes, wenn man sich einmal auf den Film an sich eingelassen hat. Und in der Tat wirkt die beschauliche, herzliche bayerische Provinz demgegenüber wohltuend liebevoll. Ich berichtete Frau I. von meiner aktualisierten Rezeptionserfahrung und sie freute sich darüber, dass ich mir extra den Film angesehen hatte. Wir sprachen über die Not der jungen Kaiserin und ihr Bedürfnis nach Verständnis und Geborgenheit. Von hier aus war es nur noch ein kurzer und naheliegender Schritt, die Parallele zu Frau I.s eigener, ähnlich beklemmender und ausweglos scheinender, häuslicher Situation zu ziehen: »Sissi flieht ja vor der bedrückenden und aggressiven Atmosphäre am Hof. Ich könnte mir vorstellen, dass Sie sich da gut hineinversetzen können, weil Sie ja auch eine überaus schwierige Situation zu Hause haben.« Frau I. bestätigte das, wodurch ich mich zu weiteren *Deutungen* legitimiert sah. Ich lege grundsätzlich großen Wert darauf, *Deutungen* nicht paternalistisch, mit einem Anspruch auf Richtigkeit, vorzubringen. Bei Patient*innen mit Tendenz zu Unterordnung und Idealisierung der Therapeut*in, wie Frau I., halte ich das für besonders wichtig. Vielmehr verstehe ich *Deutungen* als Angebot an die Patient*in, als Vorschlag einer möglichen Erklärungshypothese für unbewusste Zusammenhänge. Es muss dabei der Patient*in vorbehalten bleiben, solche Erklärungshypothesen hinsichtlich der Anwendbarkeit auf sich selbst und das eigene Erleben zu prüfen – und gegebenenfalls auch zurückzuweisen. Eine solche Zurückweisung kann natürlich als *Verdrängungswiderstand* (Freud, 1926) angesehen werden. Alternativ besteht jedoch auch die Möglichkeit, dass die *Deutung*, im Sinne der »Aufdeckung eines bis dato [...] unbekannten Sinnzusammenhangs« (Schneider, 2005, S. 435), schlicht nicht treffend genug war. Gerade die Zurückweisung von *Deutungen* bietet ja die Möglichkeit, gemeinsam darüber nachzudenken, inwiefern genau sich die Patient*in durch die *Deutung* nicht adäquat verstanden und beschrieben fühlt, und damit die Chance, in der gemeinsamen Reflexion zu als passender erlebten *Deutungen* zu finden. Im Falle der *Deutung* von Frau I.s Identifikationsbeziehung zu Sissi spielte sich genau das ab: Ich hätte Sissis Flucht vor der Schwiegermutter nach Possenhofen zunächst am liebsten als Bild dafür gedeutet, dass man sich manchmal einfach schützen müsse – Konvention und Loyalitätsgefühl hin oder her, was ich natürlich gerne auf Frau I.s Situation übertragen hätte:

> »Es scheint für Sissi notwendig zu sein, sich aus dem Einflussbereich der Schwiegermutter in Sicherheit zu bringen. Obwohl es ihr schwerfällt – immerhin verlässt sie damit auch ihr Baby – geht sie diesen Weg, um sich selbst zu schützen. Auch Ihnen würde es ja sehr schwerfallen, Ihren Mann zu verlassen. Denken Sie, es könnte dennoch ein notwendiger und richtiger Schritt sein, um sich selbst davor zu schützen, wieder so depressiv und hoffnungslos zu werden wie zu Beginn der Therapie?«

Aber Frau I. belehrte mich, wie ich schließlich zugeben musste, eines Besseren: Zwar flüchtet sich Sissi in der Stunde ihrer tiefsten Verzweiflung, weil die Schwiegermutter ihr sogar das eigene neugeborene Kind weggenommen hat, um es nach ihren eigenen Vorstellungen erziehen zu lassen, zu Mutter und Vater nach Possenhofen. Ebenso wie sich Frau I., als sie bis zur Lebensmüdigkeit verzweifelt gewesen war, in die Klinik geflüchtet hatte, und wie sie weiterhin allwöchentlich den sicheren Schutzraum der Therapie aufsuchte. Doch ebenso wie Frau I. sich dort nicht dauerhaft verstecken wollte, sondern lediglich Kraft und Stabilität erhielt, um sich dem Alltag mit ihrem Mann wieder zu stellen, kehrt auch Sissi, gestärkt durch den Rückhalt ihrer Eltern, wieder nach Wien zurück und bietet der Schwiegermutter die Stirn. Letztlich bringt sie ihren Mann, den Kaiser, dazu, sich hinter sie zu stellen und erhält auch ihr Kind zurück. Sissi ist ab diesem Zeitpunkt nicht mehr das naive bayerische Mädel, das hübsch und fügsam die Rolle als Gattin des Kaisers ausfüllt, sondern eine selbstbestimmte Frau, die in der Familie, und von da an zunehmend auch auf dem politischen Parkett, Stellung bezieht und für ihre Überzeugungen eintritt.

Psychogenetisch hatte ich Frau I.s fügsam-unterordnende Art immer als *Vaterübertragung* verstanden. Als unumstrittenes, autoritäres Familienoberhaupt hatte man sich ihm unterzuordnen. Ausgelassenheit, Freiheit und Selbstbestimmung mussten heimlich, seinem Blick entzogen, beim Spielen außerhalb des Elternhauses oder später bei heimlich besuchten Tanzveranstaltungen, ausgelebt werden. Dennoch hatte sie, die kleine blonde Tochter, den Glanz im Auge des Vaters gespürt, wenn er sie als kleines Mädchen auf den Arm genommen und an seine stachelige Wange gedrückt habe. Höflich, adrett und fügsam, sich gleichsam das Wohlwollen eines starken Mannes verdienend, so hatte sie ihre Ehe gelebt – bis das Wohlwollen ihres Mannes ausblieb und sie sich schließlich ersatzweise mir zugewandt und sich zunächst verpflichtet gefühlt hatte, nun meine Hilfe durch Gehorsam verdienen zu müssen. Die Einsicht, dass ein *Übertragungs*muster sich auf diesen drei Ebenen – Primärbeziehung, Aktualbeziehung und therapeutische Beziehung – gleichermaßen abbildet, wurde von Menninger (1958) *triangle of insight*, Dreieck der Einsicht, genannt. Der emotionale Gehalt einer zunächst kognitiven Erkenntnis verstärkt sich durch die Bewusstwerdung und das konkrete Erleben der vielfältigen, beziehungs- und situationsübergreifenden Auswirkungen eines zuvor unbewussten *Übertragungs*musters. Durch unsere Filmanalyse hatte sich Frau I. und mir zudem eine vierte Einsichts-Ebene eröffnet: die Ebene der Identifikationsbeziehung. Damit könnte man von einem *Viereck der Einsicht* sprechen. Die Dynamik von gefühlter Unterlegenheit, reaktiver Unterordnung und drohender Selbstaufgabe ließ sich nicht nur in Frau I.s Beziehung zum Vater, zum Ehemann und zu mir erkennen, sondern zudem auch in Sissis Beziehung zur Schwiegermutter. Natürlich war Sissi beim Schauen der Filme Frau I.s Identifikationsfigur gewesen. Mit ihr fühlte sie mit, in sie konnte sie sich hineinversetzen, mit ihr leiden. Letztlich aber auch mit ihr triumphieren! Hier übertrug sich eine weitere Einsicht von der Identifikationsebene auf die Ebene der eigenen Erfahrungen und Selbstwahrnehmung: Auch Frau I., die Zarte, die Sanfte, die vermeintlich Schwache, hatte sich tatsächlich immer wieder erfolgreich selbst behauptet. Als Jugendliche bereits früh in Mitverantwortung für das Familieneinkommen, als erwachsene Frau lange Zeit alleine lebend und sich selbst versorgend, und schließlich Haltung und Lebensmut bewahrend, trotz des inzwischen jahrelangen, alltäglichen Kampfes zu Hause: Frau I. hatte viel in ihrem Leben geschafft. »Eine Kämpferin – bin ich das? Nun, irgendwie schon«, konnte sie selbst diese Lebensleistung schließlich einmal würdigen. Eine Kämpferin – so wie Sissi, die junge Kaiserin, die in einer ebenfalls repressiven Umgebung immer wieder für ihre Werte und ein Mindestmaß an Selbstbestimmtheit einsteht, gegen die höfische Konvention und die übermächtige Schwiegermutter.

Frau I. profitierte sehr von diesen im *Viereck der Einsicht* gewonnenen Erkenntnissen, die nicht nur kognitiv, sondern, gerade durch den Rückgriff auf die intensive emotionale Identifikationsbeziehung zu Sissi, affektiv stark auf ihre Selbstwahrnehmung und Selbsterkenntnis wirkten. Erstmals konnte sie sich nun zu der Entscheidung bekennen, die sie unausgesprochen schon lange getroffen hatte: Sie würde vorerst nicht zu Hause ausziehen. Vielmehr begann sie, sich *ihr* »zu Hause« zurückzuerkämpfen. Schon zuvor hatte sie wieder begonnen, zu ihrer Senior*innengymnastikgruppe zu gehen und sich einmal wöchentlich mit der Nachbarin zum Spazierengehen zu verabreden. Nun begann sie wieder, die Angehörigengruppe der AA zu besuchen und wurde dort von alten Bekannten herzlich aufgenommen. Ihrem Mann passte das zunächst gar nicht, aber schließlich musste er sich damit abfinden. Frau I. positionierte sich klar, indem sie sich weigerte, mit ihrem Mann im Auto zu fahren, wenn dieser getrunken hatte, aber auch selbst nicht fuhr, damit ihr Mann bei Einladungen und Festen trinken konnte. Dafür fuhren sie wieder öfter gemeinsam mit dem Fahrrad und begannen mit der Zeit sogar, bei gutem Wetter wieder gemeinsame Fahrradtouren zu unternehmen, was sie früher häufig gemacht hatten. Bei der Einkehr trank ihr Mann dann trotzdem sein Bier, aber der Ton zwischen beiden war in dieser Atmosphäre weniger aggressiv als in der heimischen Enge, mitunter verlebten sie sogar ein paar richtig schöne Stunden. Frau I. traute sich schließlich, die Alkoholkrankheit ihres Mannes wieder zu benennen und ihm auch mitzuteilen, dass sie nicht mehr mit ihm in Urlaub fahren werde, da sie sich dort ihm und seinem Konsum nicht entziehen könne. Teilweise zeigte er sich sogar einsichtig: »Es liegt nur bei dir, ob wir wieder in Urlaub fahren können« – »Ich weiß«. Stattdessen unternahm Frau I. kürzere Reisen mit zwei Freundinnen aus ihrer Gymnastikgruppe und ihr Mann blieb nüchtern, um alle an den Bahnhof zu fahren. Mit der Zeit verbesserte sich die Beziehung in kleinen Schritten noch weiter. Herr I. unternahm jetzt wieder öfter Abstinenzversuche und schaffte immer wieder mehrere Tage, manchmal sogar Wochen, am Stück, in denen gemeinsame Aktivitäten und eine entspanntere Kommunikation möglich waren.

Ich selbst konnte durch die tiefere Einsicht in Frau I.s Gefühle endlich eine Haltung wahrer technischer Neutralität einnehmen. Nun konnte ich Frau I. glaubhaft vermitteln, dass sie weder mir noch sonst jemandem Rechenschaft schuldig sei und ich fest entschlossen sei, sie auch weiterhin therapeutisch zu begleiten, solange Bedarf bestehe, unabhängig davon, ob sie ihren Mann verlasse oder nicht. Es geschah, was von Schlippe und Schweitzer (1997, S. 121) beschreiben: »Neutralität begünstigt eine Haltung respektvoller Neugier, im Gegensatz zur Gewissheit der Kausalität und zur moralischen »One-up«-Position. Eine so entstandene Neugier erleichtert rekursiv die Neutralität.« Meine anfängliche, fürsorglich-direktive *Gegenübertragung* wurde zunehmend durch aufrichtige Achtung vor ihrer autonomen Entscheidung abgelöst, in der ich nicht mehr nur neurotische *Co-Abhängigkeit*, sondern auch eine im besten Sinne stoische Beharrlichkeit und ein Bekenntnis zu für sie wichtigen Werten, wie Loyalität, Demut und Dankbarkeit für die guten Momente des Lebens, erkennen konnte.

Frau I. hat sich für alle Fälle auf die Warteliste einer Einrichtung für betreutes Seniorenwohnen setzen lassen. Doch vorerst kämpft sie weiter um das, was ihr im Leben wichtig ist. Manchmal befolgt sie dabei den Rat, den ihre Heldin Sissi einst von ihrem Vater bekommen hat:

> »Wenn du einmal im Leben Kummer oder Sorgen haben solltest, dann geh', wie jetzt mit offenen Augen, durch den Wald, und in jedem Baum, jedem Strauch und in jeder Blume wird dir die Allmacht Gottes zum Bewusstsein kommen und dir Trost und Kraft spenden« (*Sissi*, Ö, 1955).

II.V *Dogs of Berlin:* Wahre Männlichkeit – Mentalisierung fördern

Das Leben ist nicht fair. Manchen Kindern wird es von Beginn an schwer gemacht. Der 15-jährige Bekir war mit einer genmutationsbedingten Entwicklungsstörung, dem Biedl-Bardet-Syndrom (ICD-10: Q87.8), geboren worden. Als Folge dieser Erkrankung war er nur knapp 1,60 Meter groß und stark übergewichtig, hatte einen kurzen breiten Hals, eine flache Nase und eine Lernbehinderung. Seine Mutter war in der Türkei aufgewachsen und dort mit einem ihrer Onkel verheiratet worden. Nach der Heirat zogen sie nach Deutschland, wo Bekir geboren wurde. Der Vater trank viel Alkohol und war gegenüber der Mutter von Beginn an extrem gewalttätig. Die Mutter war schwach und abhängig, hatte keinen Beruf gelernt, besaß keinen Führerschein und sprach nur sehr schlecht Deutsch. Meinem Eindruck nach war sie auch lernbehindert. Bekir hatte in seiner Kindheit kaum adäquate Zuwendung erfahren. Er selbst war nicht geschlagen worden, hatte aber die Gewalt gegen seine Mutter oft miterlebt. Beschäftigt habe er sich zu Hause fast ausschließlich mit Fernsehen, später mit Youtube. Bereits im Kindergarten war er unruhig, reizbar und aggressiv, weshalb er keine stabilen Freundschaften hatte. Erst als er sich im Grundschulalter einer Lehrerin anvertraute, wurde die Gewalt in der Familie bekannt und die Mutter zog mit Bekir und den drei jüngeren Geschwistern zunächst in ein Frauenhaus, später in eine eigene Wohnung. Seither war Bekir »der Mann im Haus« – häufig musste er seine Mutter zu offiziellen Terminen begleiten, um zu dolmetschen. Auch ihre persönlichen Probleme besprach sie mit ihm. In der Förderschule, die er besuchte, hatte er weiterhin die gewohnten Schwierigkeiten: Er war sehr kränkbar, fühlte sich durch Kleinigkeiten provoziert und herabgewürdigt und reagierte oft mit ausufernden Schimpf- und Beleidigungstiraden, gegen Mitschüler*innen und Lehrkräfte gleichermaßen. Später kippte seine Stimmung oft in tiefe Depressivität, Gefühle von Einsamkeit und Leere und Suizidgedanken, die er zum Glück nie umsetzte. Zu einer weiteren Eskalation kam es, als Bekir einer Cousine gegenüber offenbarte, dass er sich zu Jungen sexuell hingezogen fühle, was diese, entgegen seiner Bitte, in der Familie weitererzählte, woraufhin Bekir von mehreren erwachsenen Verwandten, inklusive seiner Mutter, beschimpft und beleidigt und seine Homosexualität ihm gleichzeitig abgesprochen und als behandlungsbedürftige psychische Störung bezeichnet wurde. Als er daraufhin in der Schule mit Suizid drohte, wurde er in der Kinder- und Jugendpsychiatrie vorgestellt. Hier konnte seine Mutter davon überzeugt werden, seine sexuelle Orientierung als natürliche Normvariante zu akzeptieren und die Unterstützung einer sozialpädagogischen Familienhelferin anzunehmen, zu welcher sie selbst und auch Bekir bereits eine gute, vertrauensvolle Beziehung aufgebaut hatten, als er einige Monate später bei mir zur ambulanten Psychotherapie vorstellig wurde.

Er war ganz anders, als ich ihn mir angesichts des kurzen Abrisses der Vorgeschichte, den mir die Familienhelferin im Anmeldungstelefonat gegeben hatte, vorgestellt hatte. Er pflegte einen extravagant farbenfrohen, aber meist gelungenen Kleidungsstil, interessierte sich für Gender- und Gleichstellungsthemen, besuchte einen queeren Jugendtreff, war freundlich, mitteilungsbereit und konnte sich durchaus gut ausdrücken. Allerdings wurden auch seine erheblichen sozialen und emotionalen Probleme sehr deutlich. Er wisse selbst, dass es besser sei, ganz ruhig zu bleiben und sich nicht provozieren zu lassen, aber meist gelinge ihm das nicht, erzählte er mir in unserem ersten Gespräch. Tatsächlich zeigte er, bezogen auf konkrete Situationen, meist keinerlei Einsicht in eigene Anteile an Konflikten und seiner intensiven aggressiven Reaktion. Selbst wenn er in den therapeutischen Sitzungen nachträglich von Kränkungs- und Konfliktsituationen in der Schule erzählte, was meistens der Fall war, steigerte er sich in unbändige Wut hinein und erging sich in nicht enden wollenden Schimpftiraden, die, von einer konkreten Situation ausgehend, immer absoluter wurden und oft in der resignativen Abwertung von Bindungen im Allgemeinen (»Ich brauche sowieso niemanden«, »die können alle sterben gehen« etc.) und schließlich in tiefer, oft tränenreicher Verzweiflung, endeten.

Seine sehr schwach ausgeprägten Fähigkeiten zur Selbstreflexion, Impulssteuerung und Selbstwertregulation sowie zur Interpretation und Antizipation des Erlebens und Verhaltens anderer waren deutliche Anzeichen für eine erhebliche strukturelle Störung (vgl. Arbeitskreis OPD, 2006).

> »Als Folge vernachlässigender und traumatisierender Beziehungserfahrungen in der Entwicklung stehen Patienten mit strukturellen Störungen grundlegende Funktionen der Beziehungs- und der Selbstregulierung zur Ausübung nicht oder nur eingeschränkt zur Verfügung. […] Das Selbstwertgefühl der Patienten ist chronisch instabil und geht häufig mit Gefühlen von Leere und Sinnlosigkeit, Grandiosität oder Wertlosigkeit einher« (Streeck & Leichsenring, 2011).

Insbesondere die für das soziale Funktions- und emotionale Stabilitätsniveau zentrale strukturelle Fähigkeit zur *Mentalisierung* war Bekirs große Schwäche. *Mentalisierung* bezeichnet die Fähigkeit, eigenes und fremdes Verhalten als durch mentale Faktoren, wie Bedürfnisse, Ängste, Wünsche, Erwartungen etc., beeinflusst wahrzunehmen und zu interpretieren (Fonagy et al., 2004). Die Fähigkeit zu *mentalisieren* ermöglicht es, soziale Situationen aus unterschiedlichen Blickwinkeln zu betrachten, verschiedene Interpretationen der Intention des Gegenübers abzuwägen, die eigenen Affekte und Handlungen auch aus einer selbstbeobachtenden Position zu analysieren und die Uneindeutigkeit sozialer Interaktion auszuhalten. Menschen mit eingeschränkter *Mentalisierungs*fähigkeit beziehen »mehrdeutige Situationen oft auf sich und unterstellen anderen eine nicht gerechtfertigte Schädigungsabsicht. Sie neigen dazu, ihre eigene Beteiligung an den immer wieder auftretenden zwischenmenschlichen Auseinandersetzungen und Schwierigkeiten zu leugnen. Stattdessen müssen sich »die Anderen« oder »die Verhältnisse« ändern« (Wöller et al., 2010, S. 336). Die Entwicklung der *Mentalisierungs*fähigkeit verläuft nach Fonagy (1995) in Form einer Integration der zuvor (bei gesunder Entwicklung bis etwa zum vierten oder fünften Lebensjahr) alternierend eingesetzten Modi des Erlebens: Im *Äquivalenzmodus* wird die innere Gefühlswelt mit der äußeren Welt der Handlungen anderer als identisch erlebt. Wenn ich mich gekränkt fühle, hat der andere mich gekränkt. Alternative Theorien über die Intention des Gegenübers werden nicht gebildet. Im *Als-Ob-Modus* hingegen werden innere und äußere Erlebenswelt als vollständig getrennt erlebt.

> »Dies ermöglicht Kontrolle und Modifikation. Die physische Welt ist eine eigene Welt, und die imaginierte Welt (z. B. im Spiel) ist eine eigene Realität […] Das Kind kann sein Erleben nicht als einen mentalen Zustand begreifen. Deshalb bleiben die Fantasien von der äußeren Welt abgeschnitten. Hierdurch bleiben die in der fantasierten Welt auftretenden Gedanken, Wünsche und Handlungen auch gänzlich ungefährlich. Im Tagtraum und in der Fantasie existiert der Als-Ob-Modus im Erwachsenenalter weiter« (Brockmann & Kirsch, 2010).

In der *mentalisierungsbasierten Psychotherapie* (Bateman & Fonagy, 2007) wird ein flexibler, quasi spielerischer Wechsel zwischen den beiden Modi angestrebt, um so mit der Zeit eine Integration beider Erlebensweisen zum reflektierenden, *mentalisierenden* Modus zu fördern. Im Äquivalenzmodus können Gefühle real erlebt, im Als-Ob-Modus nüchtern dargestellt und der Analyse zugänglich gemacht werden. Der dafür notwendige, flexible Übergang jedoch fällt Menschen mit *Mentalisierungs*störungen schwer. So auch Bekir. Im Äquivalenzmodus *waren* die anderen – Lehrer*innen, Mitschüler*innen, Freund*innen und Familie – bösartig und *wollten* ihn verletzen, ihm schaden. Im Als-Ob-Modus stand er über all dem, war klüger und besser als sie alle, brauchte niemanden und würde es allen noch zeigen. Der herkömmliche therapeutische Ansatz, den ich auch mit Bekir praktizierte, besteht darin, dass die Therapeut*in aktiv zur Analyse und Interpretation sozialer Interaktionen – im Alltag der Patient*in und in der therapeutischen Beziehung – auffordert und sich hier auch selbst mit Hypothesen und Beobachtungen einbringt (*antwortender Modus*, Streeck & Leichsenring, 2011). Es soll ein mentaler Möglichkeitsraum eröffnet und erweitert werden, in dem Hypothesen über eigenes und fremdes Erleben und Verhalten, dessen Beweggründe, Konsequenzen und Alternativen aufgestellt und spielerisch überprüft werden können (*playing with reality*, Fonagy, 1995; Target & Fonagy, 1996).

Als hilfreiche und oftmals kreativ belebende Ergänzung zu dieser Methode erlebe ich immer wieder den Rückgriff auf fiktive Charaktere als Möglichkeit *externalisierender Mentalisierung*. In Bekirs Therapie erwies sich hierfür eine damals neue Netflix-Serie als wahrer Glücksfall: die deutsche Actionkrimi-Serie *Dogs of Berlin* (D, 2018) – die zweite deutsche Netflix-Originalserie überhaupt. Als ich begann, sie mir anzuschauen, musste ich sofort an Bekir denken. Einer der beiden Protagonisten, Erol (Fahri Yardim), ist ein schwuler türkischstämmiger Polizist, der in einer extrem aggressiven, toxisch männlich dominierten Welt zwischen kriminellen Clans, Neonazis und korrupten Polizisten nicht nur zu überleben, sondern dabei auch noch zu sich selbst zu stehen und das Richtige zu tun versucht. Was für ein außergewöhnlicher und empowernder Protagonist! Genau wie Bekir schien er in keiner der Communities einen Platz zu haben. Genau wie Bekir hatte er einen autoritären, gewalttätigen Vater und eine schwache Mutter, die selbst hilflos war und ihn kaum unterstützen konnte. Sobald ich die ersten Folgen gesehen hatte, berichtete ich Bekir von der Serie. Er hatte selbst keinen Netflixaccount und die auf ein erwachsenes Publikum zugeschnittene Serie mit ihren diversen, verwobenen Handlungssträngen und komplexen Charakteren hätte ihm insgesamt wohl auch nicht gefallen. Er war mit Youtube aufgewachsen und hatte in seinem Leben unzählige einsame Stunden mit dem eher wahllosen Anschauen von Youtubern und *Prankvideos* verbracht. Zu sich über einen längeren Zeitraum entwickelnden Geschichten hatte er nie Zugang gefunden. Er war aber dennoch begeistert von dem Polizisten Erol aus meiner Erzählung. So konnte ich diesen nutzen, um nach den Erfordernissen der *strukturbezogenen Psychotherapie* (Streeck & Leichsenring, 2011) eine aktiv-anleitende therapeutische Rolle einzunehmen *(antwortender Modus)* und, im Gegensatz zur abstinenteren therapeutischen Haltung gegenüber weniger schwer strukturell gestörten Patient*innen, durchaus »urteilen und bewerten, Stellung beziehen und Ratschläge erteilen« (Wöller et al., 2010). Ich berichtete Bekir, was ich bis dahin über Erol wusste. Dass ich dessen Mut, gegen alle Widerstände zu sich selbst zu stehen, bewunderte, so wie ich es auch bei ihm, Bekir, tat. Das war ein wertvoller Moment in unserer therapeutischen Beziehung, da ich durch das Beispiel des schwulen, türkischstämmigen Erol meiner Wertschätzung für die Lebensleistung von Bekir und meiner Zuversicht, dass selbst jemand wie er, dem es nie leicht gemacht wurde, seinen Weg gehen und seinen Platz in der Welt finden könnte, eine anschauliche Form verleihen konnte und sie damit für Bekir, der so viel Ablehnung erfahren hatte und so großes Misstrauen empfand, ein kleines Stück nachvollziehbarer und glaubwürdiger machen konnte.

Darüber hinaus konnte uns Erol dazu dienen, beim *Mentalisieren* eine Art *abgesicherten Als-Ob-Modus* einzunehmen: Wo es Bekir manchmal noch zu schwer fiel, mit dem Gedanken zu spielen, dass seine Lehrer*innen ihn mit Vorschlägen für Praktika vielleicht wirklich fördern und nicht verhöhnen wollten oder dass Mitschüler*innen sich auch aus Unsicherheit oder Gedankenlosigkeit distanziert verhalten könnten und nicht, weil sie ihn hassten, da war es manchmal aus der sicheren Distanz gegenüber einer fiktiven Figur heraus möglich darüber zu spekulieren, warum Erol, der unter seinem aggressiven Vater gelitten hatte, zur Polizei gegangen war, warum er von den Kollegen akzeptiert werden wollte, aber dennoch nicht bereit war, seine eigenen Werte zu verraten. Wie er sich wohl fühlen musste, als schwuler, türkischstämmiger Mann zwischen den verschiedenen Welten, die voller Unterschiede, aber in Homophobie vereint, waren. Eine beispielhafte mentalisierungsfördernde Intervention könnte lauten:

> »Ich glaube, wenn ich Erol wäre, hätte ich immer das Gefühl, mich schützen und verteidigen zu müssen. Ich denke, wenn man so viel Schlechtes erlebt hat wie er, ist es schwer einzuschätzen, wer es gut mit einem meint und wer einen nur ausnutzen will. Wie würde es dir gehen?«

Auf diese Weise konnte sich Bekir zum Beispiel der Erkenntnis annähern, dass auch seine Gefühle und Reaktionen durch mentale Zustände, zum Beispiel Ängste vor Verletzung und Zurückweisung, vermittelt waren. Dass etwa die Zuneigung und Wertschätzung, die er sich eigentlich so sehr wünschte, in seinem Leben aber so selten bekommen hatte, in ihm, wenn sie ihm doch einmal entgegengebracht wurden, so starkes Misstrauen auslösten, dass er es oft kaum aushalten konnte und gut gemeinte Hilfsangebote von Lehrer*innen oder positive Kontaktangebote von anderen Jugendlichen oft reflexhaft anzweifelte, entwertete und zurückwies. Dass diese Reaktionen damit aber auch reflektierbar und potenziell modifizierbar waren. Dass er somit nicht hilflos darauf angewiesen war, dass andere ihr Verhalten ihm gegenüber änderten, sondern dass er selbst seine Gefühle durch Reflexion und Mentalisierung regulieren konnte. Mit der Zeit ließen Bekirs Wutausbrüche in der Schule nach. Er geriet zwar weiterhin oft in Konflikte, konnte seine Anteile daran aber etwas besser nachträglich reflektieren und gelegentlich etwas versöhnlicher auf andere zugehen. Er bekam in der Klasse mehr Verantwortung übertragen und wurde sogar zum Schulsprecher gewählt. In einem Praktikum bewährte er sich und entwickelte erstmals seit Langem wirkliche Hoffnung auf eine für ihn befriedigende berufliche Zukunft, während er zuvor oft überzeugt gewesen war, dass man ihn »sowieso in eine Behindertenwerkstatt abschieben« wolle. Bei all diesen Entwicklungen diente Bekir die Therapie auch als *Container* (Bion, 1990), in dem er zu Beginn der Sitzung zunächst im Äquivalenzmodus seine ganze Wut und Enttäuschung, all die paranoiden Fantasien über boshafte Motive seiner gesamten Umwelt und die reaktiven Größenfantasien über absolute emotionale Unabhängigkeit loswerden konnte, um danach immer wieder auch eine reflektierende, *mentalisierende* Haltung einnehmen zu können.

Bei allen erfreulichen Entwicklungsfortschritten machte es Bekir die vielfältige, sehr reale Abwertung und Diskriminierung wegen seiner Ethnie, seines Aussehens, seiner Schule und seiner sexuellen Orientierung Tag für Tag schwer, seine Impulsivität in verträglichen Bahnen zu halten und nicht dauerhaft zu resignieren. Den jährlichen Sommerurlaub im türkischen Herkunftsdorf seiner Mutter musste er beispielsweise mit den wenigen Kleidungsstücken überstehen, die farblos und unauffällig genug waren, um dort nicht Opfer der homophoben Aggression der örtlichen Jugendlichen zu werden. Aber er schlug sich durch.

Bis er einige Monate später einmal völlig aufgelöst zur Therapie erschien. Seit einigen Tagen habe er intensive Panikattacken, traue sich kaum noch aus dem Haus und denke wieder ernsthaft über Suizid nach. Auslöser sei gewesen, dass ein entfernter Verwandter, ein junger Mann Mitte 20, der bisher nichts von seiner Homosexualität gewusst habe, nun davon erfahren habe und ihm per Messenger gedroht habe, ihn totzuschlagen, wenn er ihm begegne. Er habe sich seiner Mutter anvertraut, welche die Drohung aber nicht ernstgenommen habe. Er selbst fürchte sich aber vor dem Verwandten und halte ihn für gefährlich. Das formal Notwendige war glücklicherweise bereits durch die sozialpädagogische Familienhelferin, welcher er sich auch anvertraut hatte, geschehen: Bekir hatte seinen Verwandten im Messenger blockiert und es war vereinbart worden, bei einer erneuten Drohung mit der Unterstützung der Familienhelferin die Polizei einzuschalten. Mir blieb also die psychotherapeutische Aufgabe, gemeinsam mit Bekir einen adäquaten Umgang mit den Ängsten, welche ihn in seiner Lebensführung und der Verfolgung seiner Ziele (unter anderem dem Schulbesuch) einzuschränken drohten, zu finden. Bekir berichtete, dass sein Verwandter in einem weiter entfernten Stadtteil lebe und er ihm eigentlich nie zufällig begegne. Die Panikattacken der letzten Tage seien jeweils ausgelöst worden, wenn er anderen, unbekannten jungen Männern, vor allem vermeintlich türkischer Abstammung, begegnet sei. Ich hatte den Eindruck, dass all die Aggression, Unterdrückung und Brutalität, denen dieses Kind sein ganzes Leben lang ausgesetzt gewesen war, nun in der Angst vor seinem Verwandten und dem, wofür dieser zu stehen schien – die Dominanz aggressiv-chauvinistischer Männer –, kulminierte. Zunächst besprach ich mit Bekir die psychotherapeutischen Basics: was eine Panikattacke ist, wie sie psychologisch und physiologisch funktioniert und mit welchen kognitiven und Atemtechniken man ihr wirksam begegnen kann. Außerdem befragte ich ihn eingehend zu seinen Suizidgedanken, die sich glücklicherweise als reine resignative Fantasien ohne ernsthafte Durchführungsabsichten herausstellten. Bekir war durch all dies bereits etwas entlastet. Dennoch hatte ich das Gefühl, seiner Situation, der vor dem Hintergrund seiner Lebensgeschichte so sehr nachvollziehbaren existenziellen Intensität seiner Angst, noch nicht gerecht geworden zu sein. Hier sollte uns ein weiteres Mal der harte Hund Erol behilflich sein. Inzwischen hatte ich die Serie schon lange zu Ende gesehen und berichtete Bekir jetzt erstmals von ihrem dramatischen Ende: Erol erwirbt sich nach und nach den Respekt seiner Polizeikolleg*innen, vor allem seines Partners, des knallharten, korrupten, aber irgendwie gutherzigen Ex-Neonazis Kurt. Aber der kriminelle Clan, der den

Drogenhandel in der Stadt kontrolliert, scheint unantastbar und bedroht und ermordet ungehindert Menschen, auch aus Erols direktem Umfeld. Ein ganzer Straßenzug in Berlin gilt als Hauptquartier des Clans und als »No-go-Area« für Polizist*innen. Doch Erol gibt nicht auf. Gemeinsam mit Kurt ermittelt er weiter gegen den Clan, sammelt Beweise und bricht sogar selbst ein paar Regeln, um den brutalen Verbrechern, deren hypermännliche Selbstinszenierung alles repräsentiert, worunter er durch seinen Vater und unzählige andere sein Leben lang gelitten hat, das Handwerk zu legen. Im furiosen Finale rücken Erol und Kurt mit einem Sondereinsatzkommando der Polizei in Panzerwagen und Hubschraubern in die No-go-Area ein und ziehen die Gangster zur Verantwortung. Wenngleich es dabei hart zur Sache geht, ist es nicht dieser abschließende Gewaltakt, der Erols Sieg ausmacht, sondern seine Hartnäckigkeit, sein Mut, im Vorfeld gegen alle Widerstände weiterzumachen. So findet der eigentlich große Sieg nach der Schießerei statt, wenn Erol ein letztes Mal seinem Vater gegenübertritt und diesem, ruhig, aber bestimmt, die Meinung sagt. Es gibt nicht viele inspirierende Geschichten von mutigen schwulen muslimischen Männern, mit denen sich schwule muslimische Jungs, wie Bekir, identifizieren können. Für Bekir war die Geschichte wichtig und ich war froh, sie ihm erzählen zu können.

Bekir ging danach wieder in die Schule und bewegte sich uneingeschränkt in seinem Viertel. Er besuchte weiterhin den Jugendtreff und später sogar eine Theatergruppe. Er kämpft weiterhin jeden Tag darum, ein gutes Leben zu haben, in einer Welt, die es jemandem wie ihm weiterhin nicht leicht macht.

II.VI *My Little Pony:* »Manchmal reicht eben auch nur ein wenig Freundlichkeit«[5] – Therapeutische Beziehung und Ego-States

Als Psychotherapeut werde ich immer wieder mit Lebensentwürfen, Leidenschaften und Lastern konfrontiert, die mir unbekannt, fremd und manchmal zunächst unbegreiflich sind. So ging es mir auch mit Herrn B., einem Mathematikstudenten Ende 20, unscheinbar in der Erscheinung

5 Populäres Zitat des Ponys *Fluttershy* aus der Serie *My Little Pony: Freundschaft ist Magie*, Staffel eins, Episode zwei: Ein Auftrag von Prinzessin Celestia – Teil 2 (USA/CDN, 2010).

und recht zurückhaltend im Auftreten. Und ein *Brony*! Das Phänomen der *Bronies* war bis dahin an mir vorbeigegangen. *Brony* ist ein Kompositum aus *brother* und *pony* und die Selbstbezeichnung erwachsener, meist männlicher Fans der Zeichentrickserie *My Little Pony – Freundschaft ist Magie* (USA/CDN, seit 2010). Die Serie richtet sich ursprünglich überdeutlich an junge Mädchen und scheint dabei alle gängigen Genderklischees zu erfüllen. Alles ist hell und fröhlich, in bunten Pastellfarben gehalten, Sterne, Blumen und Regenbogen scheinen allgegenwärtig. Es wird gesungen, getanzt und gelacht, und treten doch einmal Probleme auf, sind die *Elemente der Harmonie* die Lösung: Treue, Ehrlichkeit, Freundlichkeit, Großzügigkeit, Lachen und Magie.

Herr B. bemühte sich erstmals um eine Psychotherapie, was mehrerer Anläufe und längeren Zögerns bedurft hatte, obwohl er schon sehr lange unglücklich war. Eigentlich sei er schon sein ganzes Leben lang ein Außenseiter und fühle sich fremd, sagte er. Selbst seine Eltern seien ihm fremd geblieben. Mit extrem hohen Erwartungen, vor allem bezogen auf schulische Leistungen, und einer überkritischen Haltung hätten sie ihn stark verunsichert und äußerten sich noch heute meist negativ über alles, was er tue, weshalb er den Kontakt eher meide. Um den hohen Erwartungen der Eltern gerecht zu werden, sei er leistungsorientiert und auf das Wohlwollen der Lehrer*innen bedacht gewesen, was ihn bei den Mitschüler*innen natürlich nicht beliebter gemacht habe. Seine Sozialkontakte beschränkten sich auf zwei Freunde, welche er aber nur über das Internet kenne. Da beide in anderen Zeitzonen leben würden, seien die Möglichkeiten, miteinander zu chatten oder zu telefonieren, zudem eingeschränkt. Insgesamt fühle er sich sehr einsam. Er lebe alleine, absolviere den größten Teil seines Studiums online und besuche die Hochschule nur, wenn es unbedingt sein müsse. Seine Zeit verbringe er fast ausschließlich mit Lernen oder im Internet. Er wünsche sich nichts mehr als Freunde und eine Partnerin, traue sich aber nicht, auf andere Menschen zuzugehen, aus Angst vor Zurückweisung. In Gruppen von Menschen fühle er sich unsicher und beklemmt, schwitze stark und fühle sich unter Druck, das Richtige zu sagen und sich nicht zu blamieren. Immer wieder verfalle er in depressive Phasen, in denen er verzweifelt sei, viel weine, keinen Antrieb zum Lernen mehr habe, sich selbst und seine Wohnung vernachlässige und häufig auch über Suizid nachdenke. Herr B. hatte bereits im Erstgespräch erwähnt, dass er seine beiden Freunde in einem *My-Little-Pony*-Fanforum kennengelernt habe und generell online vor allem mit Fans der Serie in Kontakt sei. Aber er schien diesbezüglich so unsicher, dass er hastig darüber hinwegging, und ich war von dieser Information in der Tat so überrascht und zunächst überfordert, dass ich es dabei beließ – und damit vermutlich zunächst einmal seine diesbezüglichen Ängste vor negativer Beurteilung subtil bestätigte. Aber es faszinierte und interessierte mich von Beginn an, was diese erwachsenen Männer an den pinken Ponys für kleine Mädchen fanden. Ich gebe zu, dass die Kombination von erwachsenen Männern, kleinen Mädchen und Internet bei mir auch düstere Fantasien über das, was in dieser Therapie noch auf mich zukommen könnte, auslöste. Ich sollte aber schließlich eines Besseren belehrt werden.

Um diese offenbar wichtige Erfahrungswelt meines Patienten etwas besser nachvollziehen zu können, sah ich mir zunächst auf Youtube wahllos einige Ausschnitte aus der Serie an, was mich aber nur in meiner Vorannahme bestätigte, dass das alles quietschig bunt und im besten Fall belanglos, im schlimmsten Fall ein Reigen schrecklich stereotyper Geschlechtsrollenvorbilder für Mädchen war. Gleichzeitig aber war jetzt mein psychotherapeutischer Ehrgeiz geweckt: Ich wollte das verstehen! Ich hatte durch simples *Googeln* inzwischen herausgefunden, dass es eine nennenswert große Community erwachsener *My-Little-Pony*-Fans gab und dass diese sich selbst *Bronies* nannten. Als Medium mit viel Zeit und Tiefgang, besonders im Bezug auf persönliche Themen, habe ich vor Jahren Podcasts kennengelernt und ich fand auf Anhieb eine Reihe von amerikanischen Podcasts, in welchen *Bronies* darüber berichteten, wie sie dazu gekommen waren, was ihnen die Serie bedeutete und – diese Frage der meist, wie ich, eher ahnungslos faszinierten Interviewer*innen fehlte nie – welchen Vorurteilen und Entwertungen man als erwachsener Mann mit einem pinken oder regenbogenfarbenen Zeichentrickpony auf dem Shirt oder dem Rucksack (oder der Haut!) ausgesetzt war. Was ich lernte, war Folgendes: Seit dem Erscheinen von *My-Little-Pony*-Spielfiguren in den frühen 1980er Jahren hatte es bereits mehrere Zeichentrickserien gegeben, die vor allem zum Ziel hatten, den Verkauf der Figuren zu fördern. Die aktuelle Serie mit dem Untertitel »Freundschaft ist Magie« wird seit 2010 ausgestrahlt und gilt als deutlich hochwertiger animiert und geschrieben als die Vorgängerserien. Mit ihr kam das *Brony*-Phänomen auf. Das Besondere daran ist wahrscheinlich nicht, dass es erwachsene Männer gibt, die eine Zeichentrickserie für Kinder mögen – es gibt auch erwachsene Männer, die mit Modelleisenbahnen spielen. Besonders ist vielmehr, dass jeder erwachsene Mann, der sich zu *My Little Pony* bekennt, sofort mit bestimmten Vorurteilen konfrontiert wird. Allerdings berichteten die interviewten *Bronies*, dass beispielsweise die sexuelle Fetischisierung der Ponys nur ein Randphänomen sei. Was hingegen das verbindende Element zu sein scheint, ist tatsächlich die unschuldige Freude an der gut gelaunten und optimistischen Grundstimmung der Serie und den in ihr völlig unironisch gefeierten Werten: Treue, Ehrlichkeit, Freundlichkeit, Großzügigkeit, Lachen und, nun ja, Magie. Mit diesem Hintergrundwissen sah ich mir dieses Mal gezielt die ersten beiden Episoden der Serie an, in denen die Hauptcharaktere, sechs kleine Ponys, welche die sechs Elemente der Harmonie verkörpern und beste Freundinnen werden, eingeführt werden. Die Oberflächenhandlung ist in der Tat so seicht, wie das ganze Setting vermuten lässt. Allerdings sind die Charaktere der sechs Ponys durchaus divers und zwei von ihnen zeigen eher stereotyp männlich konnotierte Eigenschaften wie sportlichen Ehrgeiz, Kampfgeist, Mut und Führungsqualitäten. Ein Pony ist sozialphobisch und sehr introvertiert, erfüllt aber trotzdem wichtige Funktionen in der Gruppe. So ist die Serie durchaus eine Metapher für die Diversität und Komplexität von Persönlichkeiten und bietet reichlich Identifikationspotenzial, eben nicht nur für kleine Mädchen.

Natürlich hat man zeitlich nicht immer die Möglichkeit, sich außerhalb der Therapiesitzungen so intensiv mit einem Thema, das für eine Patient*in wichtig ist, zu befassen, und nicht immer sind Informationen so leicht zugänglich wie in diesem Fall. Dennoch versuche ich, wann immer möglich, diese Form aufrichtigen, aktiven Interesses für Themen, die meinen Patient*innen wichtig sind, aufzubringen. Es geht hier um »das therapeutische Handeln, nicht [nur] das therapeutische Wort« (Yalom, 2002, S. 52). Ich sehe das als aktives Engagement für eine von Wertschätzung, Empathie und Authentizität geprägte therapeutische Beziehung (vgl. Rogers, 2005). In der empirischen Psychotherapieforschung gilt die Qualität der therapeutischen Beziehung als wichtiger Faktor für die positive Wirksamkeit einer Therapie inzwischen als bestätigt (Grawe, 1998; Horvath et al., 2011; Horvath & Symonds, 1991).

> »Wenn es uns gelingt, im Rahmen des empathischen Verstehens nachzuvollziehen, warum der Patient so und nicht anders gefühlt, gedacht und gehandelt hat, und wenn wir dem Patienten vermitteln, dass uns seine Erlebensweisen und Handlungen logisch konsistent, plausibel und vor dem Hintergrund seiner inneren Welt und seiner spezifischen Erfahrungen nachvollziehbar erscheinen, kann dies allein zu einer positiven Beziehungserfahrung

> führen. Patienten sind meist erleichtert, wenn sie feststellen, dass das, was sie tun, auch in den Augen des Therapeuten einer nachvollziehbaren Logik folgt und nicht vollständig krankhaft ist« (Wöller & Kruse, 2010, S. 191).

Mit meinem neu erworbenen Wissen – und weniger meiner initialen Vorurteile – über *My Little Pony* suchte ich nach einigen Wochen Therapie, in welchen es Herrn B. allein schon durch die Möglichkeit, sich jemandem regelmäßig in einer wertungsfreien Atmosphäre mitteilen zu können, emotional bereits ein klein wenig besser ging, erneut das Gespräch über die Serie, die in seinem Leben eine so große Rolle spielte. Er war zunächst überrascht, dann aber erfreut, dass ich mich damit befasst hatte. Und es schien ihn sich in unserer Beziehung sicherer fühlen zu lassen, dass ich mich bemüht hatte, diesen wichtigen Teil seines Lebens zu verstehen und wertzuschätzen. Auf einmal konnte mir Herr B. so viel von sich erzählen. Er war nicht nur Teil der Online-*Brony*-Community, sondern auch der eng damit verwobenen Fangemeinde der *Furries*. Mit diesem Begriff (von *furry*, engl. für *pelzig*) bezeichnen sich Fans von mit menschlichen Eigenschaften und Charakteren ausgestatteten Tierwesen, wie unter anderem auch den *Little Ponys*. Hier, online, fiel es ihm leicht, mit anderen Mitgliedern dieser Subkultur in Kontakt zu kommen. Er erlebte viele dieser Menschen als ebenso sozial unsicher wie sich selbst. Das Bekenntnis zum *Furry*- oder *Brony*tum fungierte wie eine Art Vorabversicherung: *Ich bin auch unsicher, bin aber bereit, dir mit Toleranz und Respekt zu begegnen, weil ich weiß, dass soziale Interaktion ein empfindlicher Bereich ist und ich mir eine Begegnung mit dir, ohne Kränkung und Verletzung für uns beide, wünsche.* Die glaubhafte Bereitschaft, Individualität, auch jenseits der Norm, zu tolerieren und zu würdigen, ließ von dieser Subkultur eine große Vertrauenswürdigkeit und eine intensive Anziehung, offenbar vor allem solcher Personen, die *i. r. l.* (»in real life«) bereits Ausgrenzung und Ablehnung aufgrund irgendeiner vermeintlichen Andersartigkeit erfahren hatten müssen, ausgehen. Ein weiteres verbindendes Element, neben der sozialen Unsicherheit und Umsicht, war nach Herrn B.s Erfahrung in einem Teil der Community die relative sexuelle Unerfahrenheit und Unsicherheit, welche auch ihn selbst betraf und frustrierte. Neben der leicht im Internet einzusehenden pornografischen *Fanart* (von Fans gezeichneten expliziten Darstellungen der Tierfiguren bei sexuellen Aktivitäten) gab es sehr anrührende, von großer Behutsamkeit und gegenseitigem Respekt geprägte sexuelle Praktiken, wie zum Beispiel erotische Chats, in denen die beiden Beteiligten, nur mit geschriebenen Worten und Imagination, gemeinsam erotische Fantasien zwischen sich – entweder in Menschengestalt oder auch in ihrer selbstgewählten *Furry*-Gestalt, dem in der Szene sogenannten *original character* (OC), – entstehen ließen. Ich war gerührt und voller Bewunderung für dieses im Angesicht der eigenen Ängste mutige und unerschütterliche Ringen um positive, wechselseitig respektvolle Beziehungserfahrungen und teilte dieses Gefühl auch mit Herrn B.:

> »Ich kann mir vorstellen, wie schwer es sein muss, sich anderen Menschen gegenüber so zu öffnen. Gerade angesichts der Erfahrungen, die Sie in Ihrer Schulzeit und mit Ihren Eltern gemacht haben. Es beeindruckt mich, dass es Ihnen dennoch immer wieder gelingt. Es scheint mir in der Community ein hohes Maß an Behutsamkeit und Respekt im Umgang miteinander zu geben. Wie nehmen Sie das wahr?«

Solche direkten, authentischen Rückmeldungen halte ich für wichtig, insbesondere bei Patient*innen, die, wie Herr B, noch kaum den *Glanz im Auge der Eltern* (vgl. Kohut, 1971) und der übrigen sozialen Umwelt gespiegelt bekommen haben. Diese voraussetzungsfreie Wertschätzung für das eigene So-Sein und das eigene Sein an sich stellt eine notwendige Voraussetzung für die Entwicklung eines stabilen, ausreichend positiven Selbstbildes dar, welches wiederum die Basis dafür bildet, sich die soziale Umwelt zu erschließen, sich ihr zu zeigen und zu stellen, trotz des Risikos von Ablehnung und Zurückweisung, in dem Vertrauen in die eigene grundsätzliche Liebenswürdigkeit und der Hoffnung auf Liebe und Freundschaft (Kohut, 1971; Bowlby, 1988). Das Potenzial der therapeutischen Beziehung als mögliche Quelle dieser Wertschätzung, als Gelegenheit, Patient*innen diesen entbehrten oder zu inkonsistenten *Glanz im Auge* des Gegenübers doch noch spüren zu lassen und damit die Grundlage für weiteres persönliches Wachstum zu legen, kann kaum überschätzt werden (Yalom, 2002).

> »Es kann zu einer positiven Beziehungserfahrung führen, wenn ein Patient – vielleicht zum ersten Mal – erfährt, dass sein Erleben respektiert und seine innere Welt […] für wertvoll gehalten wird, wenn seine Affekte, Überzeugungen und Verhaltensweisen als aus seinen frühen genetischen Erfahrungen verstehbar angenommen werden« (Wöller & Kruse, 2010, S. 191).

Herrn B.s Bedürfnisse nach Harmonie, Nähe, Geborgenheit und Freundschaft waren ebenso verstehbar wie die Tatsache, dass er, der so oft missverstanden, ausgegrenzt und unter Druck gesetzt worden war, sich diese zunächst nur in einem besonders geschützten und in überdeutlicher Weise als von Freundlichkeit und Akzeptanz geprägt gekennzeichneten Raum – der lieblich-pinken *Brony*-Community – zu artikulieren und auszuleben traute. Dass diese, zunächst mit viel Scham besetzten Bedürfnisse und Ängste in der Therapie empathisches Verständnis und aufrichtige Akzeptanz erfuhren und der Lösungsversuch, in einem Umfeld, welches diese Ängste auf ein aushaltbares Maß reduzierte, den Mut aufzubringen, sich zu den Bedürfnissen zu bekennen, als grundsätzlich verstehbar und wertvoll anerkannt wurde, vermittelte Herrn B. eine positive Beziehungserfahrung, welche er im weiteren Verlauf nutzen konnte, um in weitere, zunächst stark angstbesetzte Bereiche vorzustoßen. Langsam, aber stetig wagte er es, sich auch in der sozialen Welt außerhalb des Internets zu zeigen. Er besuchte wieder mehr Lehrveranstaltungen, schloss sich Kommiliton*innen zu einer Lerngruppe an und wir arbeiteten daran, wie er mit diesen auch über private Themen ins Gespräch kommen konnte. Schließlich nahm er an Treffen einer lokalen *Furry*-Gruppe teil, deren Chatgruppe er schon länger angehörte, und stieß hier überwiegend auf dieselbe wohlwollende und akzeptierende Haltung, die er schon online erlebt hatte.

Natürlich kamen diese Entwicklungen nicht über Nacht, sondern als allmähliche Schritte eines längeren Prozesses des kontinuierlichen *Durcharbeitens* (vgl. Kapitel II.I) von Herrn B.s sozialen Ängsten, frühen Kränkungen und des inneren Konfliktes zwischen Nähewünschen und vor Verletzung schützenden Rückzugsimpulsen. In diesem therapeutischen Prozess konnten wir unter anderem wieder auf *My Little Pony* zurückgreifen. Wie viele popkulturelle Erzählungen, vom griechischen Heer der *Ilias* und den zwölf Aposteln des *neuen Testaments* über *die glorreichen Sieben* (USA, 1960) bis zur *Avengers*-Filmreihe (USA, ab 2012) oder auch *Alles steht Kopf* (USA, 2015; s. Kapitel II. I.), ist *My Little Pony* eine *Team-up-Story*, also eine Geschichte, in der mehrere Protagonist*innen mit unterschiedlichen Charakteren auftreten. Ihre Unterschiedlichkeit, die oftmals zunächst zu gegenseitigem Unverständnis und interpersonellen Konflikten führt, ist letztlich die Stärke des gesamten Teams, dessen Mitglieder sich, gerade durch ihre unterschiedlichen Qualitäten, erfolgreich ergänzen. Bei *My Little Pony* wird die Klugheit der nerdigen *Twilight Sparkle* ebenso im Kampf gegen das Böse benötigt wie der Mut der bisweilen arrogant auftretenden *Rainbow Dash*.

Der Optimismus der hyperaktiven *Pinkie Pie* ebenso wie die Großzügigkeit der vornehmen *Rarity*. Die Bodenständigkeit des Bauernponys *Apple Jack* ebenso wie die bedingungslose Freundlichkeit der überängstlichen *Fluttershy*. Fiktionale Stoffe können, wie Träume, *objekt-* oder *subjektstufig* interpretiert werden (Fromm, 2001). Auf der *Objektstufe* werden die einzelnen Charaktere der Geschichte auch auf der Interpretationsebene als Individuen in einem sozialen Gefüge betrachtet und die sozialen Interaktionsdynamiken und -themen, welche die Geschichte transportiert, analysiert. Aus dieser Perspektive ist die Message von *My Little Pony:* Nur wer die Diversität der sozialen Umwelt zu akzeptieren und zu schätzen lernt, kann auf die sozialen Ressourcen (Treue, Freundlichkeit, Großzügigkeit etc.) zugreifen, die notwendig sind, um das Böse (Angst, Neid, Hass etc.) zu besiegen und ein erfülltes Leben zu leben. Bei der *subjektstufigen* Interpretation von Geschichten werden die handelnden Charaktere hingegen metaphorisch als Facetten einer einzigen Gesamtpersönlichkeit betrachtet, sodass die Kernaussage der Serie auf dieser Ebene lauten könnte: Nur wer die Komplexität und Widersprüchlichkeit der eigenen Persönlichkeit akzeptiert und schätzen lernt, dabei auch die zunächst ungeliebten Anteile zu integrieren weiß, der besiegt die (inneren) Dämonen.

Diese *subjektstufige* Interpretationsebene von *Team-up*-Geschichten wie *My Little Pony* eignet sich oft gut für die therapeutische Arbeit mit dem Modell der Persönlichkeitsanteile oder *Ego-States*. Vielen Menschen ist die Facettenhaftigkeit ihrer Persönlichkeit nicht bewusst, wenngleich wir alle das Erleben unterschiedlicher Ich-Zustände kennen:

> »Es gibt Situationen, in denen man gut zurechtkommt, und andere Situationen, in denen man einfachste Dinge nicht erledigen kann. Vielleicht fühlt man sich sogar einerseits als starke Persönlichkeit und hat dann immer wieder Stunden, in denen man sich klein und hilflos fühlt und sich kaum vor die Tür traut. Man befindet sich in verschiedenen ›Ich-Zuständen‹ (›Ego-States‹)« (Firus et al., 2012, S. 107).

Die *Stunden, in denen man sich klein und hilflos fühlt und sich kaum vor die Tür traut*, kannte Herr B. zur Genüge. Im Persönlichkeitsmodell von *My Little Pony* werden diese Gefühle von Kleinheit und Ängstlichkeit durch das schreckhafte Pony *Fluttershy* verkörpert. Aus psychodynamischer Perspektive gehen wir davon aus, dass jeder Persönlichkeitsanteil, so maladaptiv oder destruktiv er im Hier und Jetzt auch erscheinen mag, irgendwann einmal als notwendiger Lösungsversuch eines Konfliktes oder Bewältigungsversuch einer inneren oder äußeren Belastungssituation entstanden ist (Wöller & Kruse, 2010). Vielleicht erfüllt er sogar noch immer eine wichtige, wenn auch nicht offensichtliche Funktion, so wie *Fluttershy*, deren bescheidene Freundlichkeit den Ponys manche Tür öffnet, oder *Kummer* in *Alles steht Kopf*, die mit ihrer zunächst nur als störend erlebten Depressivität auf wichtige Bedürfnisse aufmerksam macht (vgl. Kapitel II.I).

> »Was will ein Persönlichkeitsanteil möglicherweise erreichen? Wie war ein Anteil Ihnen früher nützlich? Es könnte lohnend sein, sich mit den Qualitäten und Fähigkeiten eines jeden Anteils zu beschäftigen. [...] Wenn es [...] gelingt, in einen inneren Dialog mit Ihren Anteilen zu treten, sie zu Wort kommen zu lassen und vielleicht sogar wertzuschätzen, können sich die inneren Anteile entwickeln. Es kann ein Ensemble auf einer inneren Bühne mit hilfreichen Akteuren entstehen, das sich besser anfühlt und mehr Sicherheit gibt« (Firus et al., 2012, S. 109).

Damit liegt in der Bewusstheit der Vielfalt der eigenen Persönlichkeit die Chance auf eine zwischen unterschiedlichen Bedürfnissen und Wünschen ausgeglichenere und insgesamt befriedigendere Lebensführung.

Dass sein ängstlicher Rückzug in äußerliche Isolation und innere heile Fantasiewelten als nachvollziehbare Schutzreaktion auf die Übergriffigkeit seiner Eltern und die Aggression und Zurückweisung seiner Mitschüler*innen entstanden war, hatten Herr B. und ich schon früher in der Therapie herausgearbeitet. Indem wir aber seine Ängstlichkeit als an sich legitimen Teil eines um sein Funktionieren bemühten *inneren Teams* (Schulz von Thun, 1998) betrachteten, wurde deren auch heute noch grundsätzlich notwendige Funktion als Schutz vor Kränkung und Verletzung für ihn deutlicher emotional erfahrbar. Für das ängstliche Pony *Fluttershy* hatte er schon zuvor Mitgefühl und Respekt empfunden. Diese Gefühle konnte er nun auf *seine innere Fluttershy* übertragen. Es gelang ihm dadurch besser, die Angst, die seine vorsichtigen Schritte auf andere Menschen zu *in real life* begleitete, weniger zu entwerten und sich selbst weniger zu verurteilen, wenn die Angst noch zu groß war, um einen weiteren Schritt zu gehen. Seine intensiven Angstzustände in sozialen Situationen gingen mit der Zeit zurück. Er blieb ein eher schüchterner Mensch, war jedoch nicht mehr ganz so einsam und fiel daher auch nicht mehr in die tiefe, bis zur Suizidalität gehende Verzweiflung, die ihn in die Therapie geführt hatte.

Der große Psychotherapeut Irvin Yalom sagt in dem biografischen Film *Yaloms Anleitung zum Glücklichsein* (CH/USA/F, 2014) den sehr wahren Satz: »Wir alle sind mit Gefühlen der Isolation konfrontiert – wir alle möchten unser einsames Ich in einem Wir verschmelzen.« Wir gehen alle unterschiedlich mit dieser Aufgabe und den Ängsten, die sie mit sich bringt, um. Für diejenigen, deren Ängste besonders groß sind, sind spezielle Schutzräume eine Hilfe und es ist gut, dass es sie gibt. Die Atmosphäre der vermeintlichen Kinderserie *My Little Pony*, so kitschig und naiv sie auch anmutet, stellt für einige Menschen einen Rahmen dar, in welchem sie die Hoffnung auf Freundschaft, Treue, Ehrlichkeit, Freundlichkeit, Großzügigkeit und Lachen, die im alltäglichen Miteinander außerhalb dieses Schutzraums zu oft enttäuscht worden ist, aufrechterhalten oder neu gewinnen können. Tatsächlich können wir ja gerade als Psychotherapeut*innen aus unserer alltäglichen Praxis bestätigen, wie allgegenwärtig Erfahrungen von Ausgrenzung, Entwertung und Zurückweisung insbesondere für Menschen, deren Persönlichkeit, Aussehen, Interessen, Gesundheit oder Leistungsvermögen außerhalb der Norm liegen oder zu liegen scheinen, sind. Sicher gibt es auch unter den *Bronies* und *Furries* unfreundliche, gemeine, aggressive, egoistische und übergriffige Menschen. Die gibt es aber überall. *Brony* zu sein ist in einer Gesellschaft, die, bei aller Freiheit, doch so enge Normen dafür hat, wie man sein und fühlen sollte, vor allem eines: Ein mutiges Statement, entgegen aller geschlechtsstereotypen Rollenerwartungen, offen und offensiv zu den eigenen Bedürfnissen nach Harmonie, Freundschaft und Intimität zu stehen und für Akzeptanz, Toleranz und die Freude an Diversität und Selbstentfaltung einzutreten. Und Ausdruck des Glaubens an eine basale Wahrheit: »Manchmal reicht eben auch nur ein wenig Freundlichkeit.«

II.VII *Aufräumen mit Marie Kondo: The Life-Changing Magic of Tidying Up*[6] – Beziehungskonflikte konstruktiv bearbeiten

Es kommt immer wieder vor, dass ich Nachrichten von Kolleg*innen erhalte, die mir von ihren eigenen Erfahrungen mit popkulturellen Stoffen in der Psychotherapie berichten. Die folgende Geschichte einer Kollegin, die

6 *The Life-Changing Magic of Tidying Up* ist der Titel eines Buches der Aufräumberaterin Marie Kondo (2014).

auch als Paartherapeutin arbeitet, fand ich so beindruckend, dass ich sie um die Erlaubnis bat, diese aufschreiben zu dürfen.

Meine Kollegin ist Anfang 60 und seit Jahrzehnten in eigener Praxis als Psychotherapeutin und Paartherapeutin tätig. Vor nicht allzu langer Zeit stellte sich das Ehepaar W., beide etwa 40-jährig, vor. Sie lebten mit den drei gemeinsamen Kindern in Herrn W.s Elternhaus. Die Eltern hatten eine Wohnung in der Nähe bezogen. Herr W. war Zimmermann und befand sich in der Rehabilitation nach einem Herzinfarkt, an welchem er fast gestorben wäre. Im Rahmen seiner Erkrankung war ans Licht gekommen, dass er über Monate eine Affäre mit einer anderen Frau gehabt hatte. Tatsächlich stand er zum Zeitpunkt des Herzinfarktes kurz davor, seine Frau zu verlassen. Dennoch hatte diese sich dafür entschieden, ihm in der Krankheitsphase beizustehen. Trotz ihrer tiefen Verletztheit und seiner quälenden Scham- und Schuldgefühle hatten sie beschlossen, an ihrer Ehe zu arbeiten, um weiterhin zusammenbleiben zu können. Im Verlauf der ersten Gespräche wurde deutlich, dass der langjährige Hauptkonfliktpunkt zwischen den Eheleuten die Ordnung im Haushalt war. Grundsätzlich waren sich beide einig, dass Herr W., der seinen Beruf mochte, arbeiten gehen und Frau W., die in ihren Beruf als Bürokauffrau nicht zurückwollte, sich hauptsächlich um den Haushalt und die drei Kinder kümmern sollte. Im Alltag jedoch war Herrn W.s Kritik an der Haushaltsführung seiner Frau verheerend. Er habe oft keine saubere Kleidung im Schrank, alles staple sich in der Wäsche oder liege gewaschen, aber unsortiert auf Haufen in der Wohnung. Auch sonst herrsche eine große Unordnung: Kinderspielzeug, Gebrauchsgegenstände und Papiere lägen überall in der Wohnung herum. Im Wohnzimmer könne man sich meistens nicht einmal mehr hinsetzen. Frau W. war sich dessen durchaus bewusst, erlebte die häusliche Situation im Wesentlichen genauso (vielleicht etwas weniger extrem). Sie konnte im Verlauf darüber sprechen, dass sie sich mit dem Haushalt und der Betreuung der drei Kinder überfordert fühle und nur widerwillig die Hausarbeit erledige, auch weil es immer so viel sei und sie gar nicht wisse, wo sie anfangen solle beziehungsweise das Gefühl habe, es nehme ohnehin niemals ein Ende. Die Gespräche über diese Themen waren schwierig und das Paar geriet schnell in Schuldzuweisungen und gegenseitiges Unverständnis, blieb aber dennoch mit Ernsthaftigkeit und Lernbereitschaft im therapeutischen Prozess engagiert, sodass es meiner Kollegin gelang, den Dialog immer wieder auch auf eine aktiv zuhörende, gegenseitig wertschätzende und um echtes Verstehen bemühte Ebene zurückzubringen.

In dieser Atmosphäre gelang es Herrn W. schließlich zu offenbaren, dass die Frau, mit der er eine Affäre gehabt hatte, gerade in diesem Punkt ganz anders als Frau W. gewesen war. Kinderlos und alleine lebend, hatte sie ein scheinbar perfekt gepflegtes Heim gehabt, in welches er gerne gekommen sei. Es konnte herausgearbeitet werden, dass diese Frau etwas Häusliches, Versorgendes verkörperte, das Herr W. zu Hause vermisst hatte. Es war schließlich sogar Herr W. selbst, der die Parallele zu seiner Mutter zog. Diese war ihr Leben lang Hausfrau gewesen, rigide und gewissenhaft, hatte sich selbst über den ordentlichen Haushalt und die vorbildliche Versorgung von Mann und Kindern definiert und beobachtete – darin waren sich Herr und Frau W. einig – die Haushaltführung der Schwiegertochter in ihrem ehemals eigenen Haus argwöhnisch und kritisch. Auch Frau W. konnte sich in der Folge noch weiter öffnen. Sie beschrieb, dass sie sich im gemeinsamen Haus auch nach Jahren nicht wirklich zu Hause fühle. Es sei finanziell damals das Vernünftigste gewesen, das Haus der Schwiegereltern zu übernehmen, aber sie fühle sich noch immer wie ein Gast. Ihr Mann und sie hätten beim Einzug kaum etwas verändert, selbst Küche und Kleiderschrank seien noch die der Schwiegereltern. Anfangs hätten sie beide Ideen für Veränderungen und Renovierungen gehabt, es sei aber nie die Zeit dafür dagewesen. Die große Verzweiflung Frau W.s angesichts der Situation war offensichtlich. Unfreiwillig war sie zur Nachfolgerin der Schwiegermutter geworden, mit deren hohen Ansprüchen an Hausarbeit sie nicht mithalten konnte und sich damit auch gar nicht identifizieren wollte. Andererseits hatten Zeit- und Geldknappheit und wachsender innerer Widerstand verhindert, dass Frau W. ihren eigenen Weg als Haushaltsmanagerin hatte finden und gehen können.

Meine Kollegin, die der Generation von Frau W.s Schwiegermutter angehörte, hatte selbst einen ganz anderen Zugang zur Hausarbeit. Sie war als Jugendliche auf eine Hauswirtschaftsschule gegangen und hatte danach zunächst als Hauswirtschaftsleitung gearbeitet, weil sich ihr hier die Möglichkeit geboten hatte, berufsbegleitend ein Fachabitur zu machen. »Hauswirtschaft muss man nicht mögen, aber können«, war die Devise, welche sie gelernt und als berufstätige Mutter zweier Kinder erfolgreich beherzigt hatte. Auch war es ihr wichtig gewesen, diese Einstellung an ihren Sohn und ihre Tochter, in Frau W.s Alter und ebenfalls Mutter dreier Kinder, weiterzugeben. Mit dieser tauschte sie sich noch immer über diese Themen aus und durch sie kannte sie auch *Marie Kondo*. Die 1984 geborene Japanerin Marie Kondo hat seit 2011 in interessierten Kreisen Bekanntheit mit mehreren Aufräumratgebern erreicht. Bei einem breiteren Publikum weltberühmt wurde sie schließlich durch eine darauf basierende Reality-Show auf Netflix. In *Aufräumen mit Marie Kondo* (*Tidying Up With Marie Kondo*, USA, 2019) besucht Marie Kondo, gemeinsam mit einer Dolmetscherin, Menschen zu Hause, die Probleme mit dem Aufräumen, Organisieren und Ausmisten ihres Heimes haben. Obwohl das Format Aufräum-Reality-Show bis zu diesem Zeitpunkt für den auf fiktionale Serien spezialisierten Streamingdienst Netflix recht untypisch war, wurde *Aufräumen mit Marie Kondo* in kürzester Zeit zum Kultphänomen. Im Englischen (und bisweilen auch im Deutschen) wurde ein eigenes Verb kreiert: *To kondo* (bzw. *kondoen*) steht für Aufräumen nach der ebenfalls eigens nach Marie Kondo benannten *KonMarie-Methode*. In der Woche nach Veröffentlichung der Show, bei der die von Marie Kondo unterstützen Personen in der Regel einen Großteil ihrer nicht mehr benötigten Kleidung müllsäckeweise aussortieren, verzeichnete eine amerikanische Second-Hand-Kleidungskette einen Anstieg der Kleiderspenden von 66 Prozent (Koncius, 2019). Dabei geht Marie Kondo offenbar anders vor als die Hausfrauen und Aufräumspezialist*innen früherer Generationen. Aus »Hauswirtschaft muss man nicht mögen, aber können« wird bei ihr *»Does it spark joy?«* – »Macht es dir Freude?« Bei Marie Kondo wird nicht aussortiert, was nicht mehr passt, was altmodisch oder ausgeblichen ist. Es wird behalten, was Freude macht. Es wirkt zugegebenermaßen immer etwas esoterisch, wenn Marie Kondos Schützlinge, in einem Wäscheberg sitzend, in sich hineinspüren, um herauszufinden, ob das alte College-Shirt oder ein extravagantes Ballkleid nun Freude entfachen oder andernfalls im Müllsack für die Kleiderspende landen. Andererseits passt die damit verbundene Botschaft ganz gut in eine Zeit, in der wir größeren Wert denn je auf Achtsamkeit, Selbstverwirklichung und Glück als Maßstab für ein gelingendes Leben legen. Meine Kollegin erzählte Frau und Herrn W. von der Show, die beide auch schon auf ihrer Netflix-Startseite gesehen, aber bisher nicht für interessant befunden hatten (Wie auch? War doch gerade Aufräumen *das* Reizthema in ihrer Beziehung). Nun aber sahen sie sich gemeinsam *Aufräumen mit Marie Kondo* an. Herr W. war sofort begeistert, fühlte sich in seiner Wahrnehmung bestätigt, dass Ordnung möglich und die Haushaltsführung seiner Frau kritikwürdig sei. Frau W. gefiel die Show auch, sie blieb jedoch skeptisch und fürchtete umso mehr den Druck durch die Ansprüche ihres Mannes. Sie konnte sich nicht vorstellen, alleine so effizient Ordnung herzustellen wie Marie Kondo. Geschweige denn, diese dauerhaft zu halten.

Eine Erfahrung aus der psychotherapeutischen Praxis ist, dass interpersonellen Konflikten oft keine grundsätzlich unvereinbaren Gegensätze, sondern vielmehr nur unterschiedliche Standpunkte auf demselben Kontinuum eines bestimmten Angst- beziehungsweise Bedürfnisthemas zugrunde liegen. Die konflikthafte Bipolarität, welche tiefenpsychologisch ausgerichtete Psychotherapeut*innen für die individuelle Psychodynamik annehmen (Arbeitskreis OPD, 2006; Mentzos, 2015), kann als interpersonelles Geschehen auch auf Beziehungsdynamiken übertragen werden. Beziehungskonflikte können folglich im Sinne einer *Kollusion* (Willi, 1975) verstanden werden:

> »Unter Kollusion versteht man das unbewusste Zusammenspiel beider Partner in einem gemeinsamen Grundkonflikt. Die manifeste Gegensätzlichkeit im Verhalten [...] [ist] danach das Ergebnis der Abwehr eines gemeinsamen Konflikts, den jeder Partner in sich trägt, der aber zwischen den Partnern dargestellt wird. Jeder Partner übernimmt eine Seite des Konflikts und delegiert die Gegenseite an den Partner, wo er sie bekämpft« (Clement, 2005, S. 346).

Die in dem tiefenpsychologischen Klassiker *Grundformen der Angst* aus dem Jahr 1961 von dem Psychoanalytiker Fritz Riemann beschriebenen vier grundlegenden unbewussten Ängste, die in unterschiedlich starker Ausprägung in jedem Menschen vorhanden sind und auf die letztlich alle konkreten, bewusst wahrgenommenen Ängste zurückzuführen sind, stellen eines der einflussreichsten Beispiele eines bipolar-konflikthaften Modells der menschlichen Psyche dar. Dabei stehen sich jeweils zwei der vier Grundängste, als Pole eines gemeinsamen thematischen Kontinuums, konflikthaft gegenüber. Das Motiv der Selbstverwirklichung geht mit der Angst vor Selbstverlust und Abhängigkeit einher und muss mit dem Motiv der Bindung und Beziehung, welches mit der Angst vor Einsamkeit und Isolation einhergeht, in einen für jeden Menschen individuell zu findenden Einklang gebracht werden. Das zweite Gegensatzpaar bilden das Motiv der Stabilität und Verlässlichkeit mit der Angst vor Vergänglichkeit und Chaos einerseits und das Motiv der Entwicklung und Flexibilität mit der Angst vor Unfreiheit und Zwang andererseits. In der Paartherapie ist die Arbeit mit einer Neuformulierung des Riemann'schen Persönlichkeitsmodells (Thomann & Schulz von Thun, 1988) verbreitet, welche, im Sinne einer ressourcenorientierten und entpathologisierenden Haltung, nicht auf die

Grundformen der Angst, sondern auf die vier grundlegenden Motive beziehungsweise die beiden grundlegenden Motivkonflikte Nähe versus Distanz und Dauer/Stabilität versus Wechsel/Entwicklung fokussiert. Dieser letztere Grundkonflikt spielte in der Beziehungsdynamik zwischen Frau und Herrn W. eine zentrale Rolle.

Herr W. hatte ein viel stärkeres Bedürfnis nach Ordnung, Stabilität und Verlässlichkeit als seine Frau. Als jüngster Sohn einer treusorgenden Mutter hatte er die Verlässlichkeit des straff organisierten Haushalts und die Sicherheit des engen familiären Zusammenhalts in seiner Herkunftsfamilie schätzen gelernt und kein Problem darin gesehen, sich im Großen und Ganzen am Lebensentwurf seiner Eltern zu orientieren. Frau W. hingegen hatte sich stärker von ihrer Herkunftsfamilie, in der ein weniger starker Zusammenhalt und mehr offener Streit herrschten, emanzipiert, um ihren eigenen Weg zu gehen. Sie genoss es, dass eine räumliche Distanz nur gelegentliche Besuche zuließ. Nun jedoch fühlte sie sich unfrei im Haus ihrer Schwiegereltern (das es für sie immer geblieben war) und von ihrem Mann in die Rolle seiner Mutter gedrängt. Ihr stärker ausgeprägtes Bedürfnis nach Veränderung, Entwicklung und der Erschaffung von etwas Eigenem blieb mit den Jahren zunehmend ungelebt. Schließlich verfiel sie in einen passiv-resignativen Widerstand und konnte kaum noch Motivation für die aktive Gestaltung ihrer Lebensumstände, die sie ohnehin als unflexibel und aufgezwungen erlebte, aufbringen. In der Beziehung zwischen Frau und Herrn W. bestand eine destruktiv-lähmende *Kollusion:* Sie fühlte sich von seinen Ansprüchen an Ordnung und Häuslichkeit so eingeengt, dass sie ihren eigenen Gestaltungswillen nicht mehr leben konnte. Er fühlte sich von ihr dadurch so ungesehen und wenig unterstützt, dass er immer rigider auf sein Bedürfnis gepocht und dessen Befriedigung letztlich sogar in einer Affäre gesucht hatte. Solche unbewussten *Kollusionen* bewusst zu machen und die gegenseitigen Zuschreibungen zu widerlegen, indem die tatsächlichen Motive des Gegenübers klarifiziert werden, kann auch festgefahren wirkenden Beziehungskonflikten wieder eine konstruktive Dynamik verleihen. Frau und Herr W. konnten in der Paartherapie herausarbeiten, dass sie den Haushalt nicht aus Desinteresse gegenüber seinen Bedürfnissen vernachlässigte oder gar, weil sie es selbst gerne unordentlich hatte, sondern aus Hilflosigkeit und Verzweiflung darüber, dass sie so wenig Möglichkeiten sah, sich selbst darin zu verwirklichen und wohlzufühlen. Er kritisierte seine Frau nicht aus Ablehnung oder Hass oder gar, weil er sich wünschte, dass sie grundsätzlich mehr wie seine Mutter sein sollte, sondern weil er sich ein Heim wünschte, in dem er *und* seine Frau sich wohl und zu Hause fühlen konnten. Sich im eigenen Heim wohlfühlen – das war die ganze Zeit über der gemeinsame Wunsch von Frau und Herrn W. gewesen, jedoch hatte sie sich mit ihrem Wunsch nach dem *Eigenen* und er sich mit seinem Wunsch nach dem *Wohlfühlen* schon lange alleingelassen gefühlt. Dass das Verbindende hinter der scheinbaren Unvereinbarkeit in der Paartherapie herausgearbeitet und als gemeinsames Ziel formuliert werden konnte, ließ schnell eine konstruktive Entwicklungsdynamik entstehen, welche durch eine weitere Gemeinsamkeit – die inzwischen glühende Verehrung Marie Kondos – positiv unterstützt wurde. In deren Aufräumideologie verbanden sich die Grundbedürfnisse der Eheleute W. Die Notwendigkeit und das Genießen von Ordnung, aber auch das Loslassen alles Althergebrachten, wenn es nicht wirklich glücklich macht. Ordnung und Freiheit sind bei Marie Kondo keine Gegensätze, sondern sich konstruktiv ergänzende Motive. Die Renovierung des ehemaligen Elternhauses, die Schaffung eines neuen Heims wurden zum gemeinsamen Projekt von Frau und Herrn W. Sie hatte sich anstelle des schwiegerelterlichen Erbstücks immer einen begehbaren Kleiderschrank gewünscht und er, der passionierte Zimmermann, liebte es, mit gutem Holz zu arbeiten. Gemeinsam entwarfen und bauten sie einen großen begehbaren Familienschrank. Das säckeweise Aussortieren von Kleidung konnte dank des großen Schranks entfallen, dafür trennten sie sich neben dem Kleiderschrank noch von einigen anderen Möbelstücken – sie hatten selbst bei Herrn W. keinerlei Freude entfacht. Danach sollte die Küche drankommen. Was daraus wurde, erfuhr meine Kollegin nicht mehr, denn die Paartherapie konnte an diesem Punkt guten Gewissens und in beiderseitigem Einverständnis beendet werden.

II.VIII *Das Schicksal ist ein mieser Verräter:* »Schmerz verlangt gespürt zu werden« – Traumaexposition *in visu*

Der Film *Das Schicksal ist ein mieser Verräter* (USA, 2014) basiert auf dem gleichnamigen Jugendroman (Green, 2012) und handelt von zwei krebskranken Jugendlichen, die trotz ihrer lebensbedrohlichen Krankheiten für eine kurze und intensive Zeit Lebenssinn und Glück in ihrer großen Liebe zueinander finden – und das, obwohl sie zunächst, außer der Krankheit, gar nicht viel gemeinsam zu haben scheinen. Die 16-jährige Hazel hat Schilddrüsenkrebs und muss wegen Metastasen in ihrer Lunge ein Sauerstoffgerät mit sich herumtragen. Sie ist intelligent und sensibel, aber auch zynisch und resigniert, angesichts ihres seit vielen Jahren dauerhaft schlechten Gesundheitszustandes: »Depressionen sind keine Nebenwirkung von Krebs. Sie sind eine Nebenwirkung vom Sterben. Und ich war gerade dabei zu sterben«, lässt sie die Zuschauer*in gleich zu Beginn wissen. Ohne Hoffnung auf eine wirkliche Zukunft zieht sie sich sozial völlig zurück und liest unablässig immer wieder dasselbe Buch, in dem es ebenfalls um ein krebskrankes Mädchen geht. Während sie sich von den Menschen um sich herum nicht verstanden fühlt – zur Selbsthilfegruppe für krebskranke Jugendliche geht sie nur ihren Eltern zuliebe, da diese sich verzweifelt an jeden Strohhalm der Hoffnung klammern und Hazel sich für deren Leiden verantwortlich fühlt –, kann sie sich offenbar mit der Protagonistin des Romans identifizieren und findet in der parasozialen Beziehung zu ihr und dem Ritual des Immer-wieder-Lesens zumindest etwas Halt und Trost (vgl. Kapitel II. III). Dann jedoch lernt sie in der Selbsthilfegruppe den etwa gleichaltrigen Gus kennen. Ganz anders als Hazel, ist er, obwohl er durch Knochenkrebs ein Bein verloren hat, draufgängerisch und möchte das Leben unbedingt in vollen Zügen genießen. Beide gehen mit der Angst vor dem Tod also ganz unterschiedlich um. Gus strebt danach, die Endgültigkeit des Todes zu überwinden, indem er möglichst viele unvergessliche Momente schafft. Sein größter Wunsch ist es, berühmt zu werden und so in der Erinnerung möglichst vieler Menschen gleichsam weiterzuleben. Hazel hingegen versucht, indem sie sich im Leben scheinbar an nichts und niemanden emotional bindet, gegenüber dem letztlich unausweichlichen Verlust unverwundbar zu werden. Dennoch verlieben sich beide ineinander und erleben eine schöne und intensive Zeit, bis Gus relativ überraschend an einem Rezidiv seiner Krankheit stirbt. Zuvor hat er jedoch verstanden, dass er gar nicht berühmt sein muss, um erinnert zu werden, da die Zeit mit Hazel in ihrer beider Leben Ewigkeit hat. »Man kann nicht verhindern, dass man verletzt wird. Aber man kann mitbestimmen, von wem. Und ich bin glücklich mit meiner Wahl«, sind die letzten Worte von Gus' Abschiedsbrief an Hazel, mit denen der Film endet. Hazel, die noch immer todkrank ist, hat durch ihre Liebe zu Gus erfahren, dass die Unausweichlichkeit des Todes nicht zwangsläufig die Sinnlosigkeit des Lebens zur Folge hat. Vermutlich ist es diese zentrale philosophische Erkenntnis, die den Film für so viele Menschen, gerade auch solche mit einer eigenen Geschichte lebensbedrohlicher Krankheit, zum Kultfilm gemacht hat. Als ich mir den Film, angeregt durch eine früh an Multipler Sklerose erkrankte Patientin, für die der Film in der Auseinandersetzung mit ihrer Krankheit so wichtig gewesen war, dass sie sich sogar geweigert hatte, ihrer besten Freundin die DVD auszuleihen, angesehen hatte, musste ich an Viktor Frankl denken, der in Anlehnung an Friedrich Nietzsche (1922) geschrieben hat:

> »Ein Mensch, der sich dieser Verantwortung bewusst geworden ist, die er gegenüber dem auf ihn wartenden Werk oder einem auf ihn wartenden liebenden Menschen hat, ein solcher Mensch wird nie imstande sein, sein Leben hinzuwerfen. Er weiß eben um das ›Warum‹ seines Daseins – und wird daher auch fast jedes ›Wie‹ zu ertragen vermögen« (Frankl, 2013, S. 122f.).

Eine andere Patientin, Frau M., war mit 17 Jahren an einer seltenen Form von Krebs erkrankt und musste über ein Jahr lang intensiv behandelt werden. Aufgrund von Komplikationen und Infektionsrisiken verbrachte sie die meiste Zeit davon im Krankenhaus, meist in Einzelzimmern, immer wieder auch auf der Intensivstation. Obwohl die Prognose lange nicht günstig schien, wurde die Krankheit schließlich erfolgreich therapiert. Als sie Jahre später, mit Anfang 20, zu ihrer ersten Psychotherapie zu mir kam, war sie körperlich gesund. Sie war nach der akuten Krankheitsphase sofort wieder zur Schule gegangen, hatte Abitur gemacht und danach ihr Studium begonnen. Es sei ihr gut gegangen, bis sie einige Monate, bevor sie sich bei mir vorstellte, heftige Angstzustände bekommen habe. Sie sei dann wie weggetreten, nehme alles wie durch einen Schleier wahr, verkrampfe sich am ganzen Körper und habe das Gefühl, sich nicht oder nur schwer bewegen zu können. Seither sei sie oft grundlos traurig, müsse spontan weinen, fühle sich ständig überfordert und erschöpft und habe oft Schuldgefühle, weil sie den Eindruck habe, Erwartungen nicht gerecht zu werden und ihren Eltern und ihrer Partnerin durch ihren Zustand Sorgen zu bereiten. Als sie gemerkt habe, dass sie zunehmend auch Situationen mit vielen Menschen vermeiden wolle, wie zum Beispiel Partys oder Familienfeste, zu denen sie früher gerne gegangen sei, habe sie sich schließlich dazu durchringen können, psychotherapeutische Hilfe zu suchen.

Frau M. war freundlich und eloquent und konnte selbstreflektiert und nachvollziehbar über sich und ihr Leben berichten. Allerdings war sie unheimlich streng zu sich selbst und konnte kaum Selbstmitgefühl aufbringen. Sie verstehe nicht, warum sie diese Probleme habe, wo doch alles gut sei. Sie erkenne sich gar nicht wieder, sei zuvor immer stark und zielstrebig gewesen. Selbst während ihrer Krebserkrankung hätten alle sie dafür bewundert, wie stark sie gewesen sei. Allerdings habe sie das gestört, richtiggehend verärgert, denn sie habe ja schließlich keine andere Wahl gehabt. Nach Abschluss der Behandlungen sei sie selbst es gewesen, die darauf gedrängt habe, direkt wieder zur Schule gehen zu können, und hatte ein gutes Abitur gemacht. Das sei ihr damals sehr wichtig gewesen, so als habe sie sich beweisen wollen, dass sie wieder vollständig gesund sei. Allgemein fiel auf, dass Frau M. offenbar eine sehr strikte Trennung zwischen ihrer Krankheitsphase und der Zeit danach vornahm. Als ich sie darauf ansprach, bestätigte sie meinen Eindruck. Erinnerungen an diese Zeit würden ihr unecht vorkommen und sie nehme sie eher aus einer beobachtenden Perspektive wahr, aus der Perspektive ihres früheren Ichs. Es fühle sich an, als sei die kranke Jugendliche von damals gar nicht sie selbst, sondern eine andere Person gewesen. Dieses *Depersonalisationserleben*, eine Form der Dissoziation (Reddemann et al., 2010), sprach für eine Traumatisierung.

> »Oft kommt es zu Vorstellungen wie ›es war alles nur ein böser Traum‹, mit denen versucht wird, den Realitätscharakter ungeschehen zu machen. Dabei kann man nicht davon ausgehen, dass das traumatische Erlebnis verdrängt oder verleugnet werden kann; vielmehr erscheint es so, als ob das traumatische Material (mit allen grausamen Einzelheiten) konserviert würde und wie ein Fremdkörper erhalten bliebe« (Öri, 2005, S. 272).

Diesen *Fremdkörper* nahm auch Frau M. wahr. Sie habe, so konnte sie schließlich zugeben, die ganze Zeit über das Gefühl gehabt, ihre Krankheit und die überaus belastenden Therapien nie richtig verarbeitet zu haben und, auch wenn sie es nicht habe wahrhaben wollen, immer damit gerechnet, davon emotional noch einmal eingeholt zu werden. Sie habe Konfrontationen mit dem Thema Krebs möglichst vermieden, aber oft Alpträume gehabt, in welchen sie im Krankenhaus eingesperrt sei, sich einsam und bedroht fühle.

Die psychotherapeutische Behandlung traumatisierter Menschen folgt in der Regel einem Drei-Phasen-Schema (Maercker, 2019; Pausch & Matten, 2018; Reddemann et al., 2010) von *Stabilisierung, Exposition* und *Integration/Reorientierung*. Im Folgenden möchte ich auf die grundsätzlichen Aspekte dieser drei Phasen und den Gesamttherapieverlauf von Frau M. nur sehr kurz und überblicksartig eingehen, um den Schwerpunkt der Falldarstellung auf die im Kontext dieses Buchs relevante therapeutische Arbeit mit dem Film *Das Schicksal ist ein mieser Verräter* zu legen, welche natürlich nur einen spezifischen und begrenzten Ausschnitt des langen und vielfältigen Therapieprozesses darstellt.

Stabilisierung

In dieser Phase ist »die Entwicklung einer stabilen therapeutischen Arbeitsbeziehung […] von besonderer Bedeutung und die entscheidende Voraussetzung für das weitere Vorgehen« (Reddemann et al., 2010, S. 425). Hierunter fällt in der Arbeit mit traumatisierten Menschen auch ein »Validieren der Schreckensbilder« (Abilgaard, 2013, S. 214). Es war mir wichtig, Frau M. zu vermitteln, dass die Todesangst angesichts der Krebserkrankung, die Einsamkeit durch die Abgeschiedenheit von ihrem Alltagsleben im Krankenhaus und der unvorstellbare Druck, bei alledem noch die tapfere und dankbare Patientin zu spielen, nachvollziehbare und legitime traumatische Belastungen darstellten, auch wenn diese in der Vergangenheit oft relativiert worden waren: Mehrfach hatte sie bei schmerzhaften und ängstigenden Untersuchungen und Behandlungen zu hören bekommen, sie solle sich nicht so anstellen, immerhin ginge es darum, ihr Leben zu retten. Einmal sei sie von mehreren Pflegekräften mit Gewalt festgehalten worden, um eine dringende Injektion durchzuführen, gegen die sie sich aus panischer Angst vor den Schmerzen gewehrt hätte. Ich bemühte mich, sie in ihrem Empfinden zu bestätigen, »dass das erlebte Leid tatsächlich erheblich ist und dass die Gefühle von Ohnmacht, Angst und tiefer Verunsicherung sehr adäquate Reaktionen der Psyche auf die überstandenen Geschehnisse sind« (Abilgaard, 2013, S. 214f.). Neben dem Aufbau einer tragfähigen therapeutischen Beziehung steht in der Stabilisierungsphase die Vermittlung von konkreten Techniken des Umgangs mit belastender Symptomatik im Vordergrund. »Konkret bedeutet dies die Wiederherstellung der Fähigkeit zur Selbstberuhigung und in der Folge, die verloren gegangene Fähigkeit, den Alltag bewältigen zu können, wiederzuerlangen« (Abilgaard, 2013, S. 13). Im Falle von Frau M. arbeiteten wir besonders an ihrer Abgrenzungsfähigkeit zum Schutz vor Selbstüberforderung und an Möglichkeiten des Umgangs mit Dissoziation. Hier war es ihr wichtig, zu verstehen, »was da überhaupt mit mir passiert«. Zur Psychoedukation über dissoziative Zustände eignet sich die folgende Textpassage von Abilgaard (2013, S. 139):

> »Eine der Hauptaufgaben des zentralen Nervensystems besteht in der Integration von sensorischen Reizen, Gefühlen, Gedanken, Erinnerungen und (planendem) Handeln. Von Dissoziation spricht man dann, wenn dieser Zusammenhang verloren geht. Das hat zunächst nichts Krankhaftes an sich. Wir alle kennen Alltagsdissoziationen, wenn beispielsweise bei längeren Autofahrten die Gedanken abschweifen, ohne dass es zu einer Beeinträchtigung der Fahrsicherheit kommt, oder wenn Kinder, völlig der Gegenwart enthoben, tief in ihr Spiel versunken sind. Sind Menschen traumatischem Stress ausgesetzt, spielt Dissoziation zum Schutz vor Überflutung mit massiv belastenden Eindrücken eine besondere Rolle. Manchmal kommt es aber auch dann, wenn die traumatische Situation vorbei ist, zu neuerlichen dissoziativen Episoden. Dies kann von den Betroffenen als sehr verunsichernd erlebt werden«.

Insbesondere der Gedanke, dass sich dissoziative Zustände »auch so auffassen lassen, dass sich hier ein jüngerer verletzter Anteil seinen Weg bahnt« (Abilgaard, 2013, S. 141), war für Frau M. sehr nachvollziehbar und hilfreich.

Exposition

Erst bei ausreichender Stabilität im Sinne der Fähigkeit, sich selbst zu beruhigen und schweren, zum Beispiel dissoziativen Symptomen hinreichend funktional zu begegnen, und nur dann, wenn sich Patient*innen selbstbestimmt und frei dafür entscheiden, sich mit den traumatischen Erlebnissen erneut aktiv zu konfrontieren, um sie dadurch besser verarbeiten beziehungsweise integrieren zu können, kann die *Traumaexposition*, im Sinne einer »wohl dosierte[n] Konfrontation mit den traumatischen Szenen« (Reddemann et al., 2010, S. 431), erfolgen. Selbstverständlich kann diese Exposition mit traumatischen Erinnerungen nur *in sensu* (in Gedanken/der Vorstellung) erfolgen (vs. *in vivo*, als physische Konfrontation *in real life*). Ziel dieser imaginativen Traumaexposition ist es, »der leidvollen Erfahrung Raum [zu] geben« (Abilgaard, 2013, S. 214). Dass die Konfrontation *wohldosiert* erfolgt, also in einer Dauer und Intensität, welche die Patient*in noch aushalten kann, ohne von negativen Emotionen überflutet und dadurch retraumatisiert zu werden, ist hierbei essenziell. Vor der konkreten Exposition kann daher die Vermittlung von Distanzierungstechniken stehen. »Distanzierungstechniken können helfen, dass sich Patientinnen Leidvollem annähern können« (Reddemann, 2012, S. 184). Verbreitete Methoden wie die *Beobachtertechnik* (Reddemann, 2008) oder die *Bildschirmtechnik* (Reddemann, 2010) nutzen zur Distanzierung die Vorstellung einer Zuschauer*innenposition. Bei der Bildschirmtechnik wird sich vorgestellt, traumatische Szenen »wie einen alten Film« (Reddemann, 2010, S. 432) zu betrachten. Mithilfe einer

> »imaginären Fernbedienung kann die Patientin Bildgröße und Farbintensität und damit die affektive Erregung regulieren. In mehrfachen Durchgängen können die Szenen immer genauer betrachtet werden und verlieren durch diese Versachlichung zunehmend an Unmittelbarkeit, Schrecken und Unberechenbarkeit« (Reddemann, 2010, S. 433).

Der Therapieabschnitt, in welchem Frau M. bereits eine ausreichende Stabilität erreicht hatte und die Frage der *Traumaexposition* im Raum stand, war zunächst von großer Ambivalenz geprägt. Zwar wünschte sie sich, ihre traumatischen Erfahrungen zu bearbeiten, um besser damit leben zu können. Aber sie hatte auch schreckliche Angst vor den Bildern und Gefühlen, die sie so lange von sich fernzuhalten versucht hatte und die sie in Alpträumen oder als *Flashbacks* (plötzliche, intensive Nachhallerinnerungen) bei den regelmäßigen Nachsorgeuntersuchungen im MRT schon so gequält hatten. Es war also Geduld und Sorgfalt bei der Auswahl einer geeigneten Methodik der *Exposition* geboten. Ich nahm mir also Zeit, um Frau M. zu vermitteln, dass sie bei der *Traumaexposition* stets Herrin des Verfahrens bleiben solle, und sprach ausführlich über verschiedene Herangehensweisen und die einzelnen Distanzierungstechniken. Als ich ihr die *Bildschirmtechnik* beschrieb, lächelte Frau M. unwillkürlich, was ungewöhnlich war, da sie bisher eher sehr angespannt gewesen war, wenn wir über *Expositions*möglichkeiten sprachen. »Möchten Sie Ihr Lächeln verbalisieren?«, fragte ich. »Nun, ich habe gedacht: Irgendwie mache ich das schon, was Sie da beschreiben.« Und dann berichtete Frau M., wie sie kurz nach der Akutphase ihrer Krebserkrankung den Roman *Das Schicksal ist ein mieser Verräter* gelesen und später unzählige Male die Verfilmung angeschaut hatte. Dieser Film war wie eine kleine, heimliche Reise in ihre eigene Vergangenheit. Wie Hazel im Film immer wieder dasselbe Buch liest, sah sich Frau M. immer und immer wieder den Film über Hazel an. Sie achtete darauf, dabei immer alleine zu Hause zu sein, um ungestört weinen zu können. »Es zerreißt mich jedes Mal«, sagte sie. Frau M., die in all den Jahren so sehr versuchte wieder gesund zu sein, wieder zu funktionieren, den Krebs und alles, was dazugehörte, in die Vergangenheit, ja, in die Bedeutungslosigkeit zu verbannen, hatte sich hier ein regressives Refugium geschaffen, wo sie, geschützt vor den sorgen- und mitleidvollen Blicken ihrer Lieben, in Kontakt zu den Gefühlen ihres kranken, jugendlichen Ichs treten konnte. Ein kleines Ventil für diese Gefühle, die sie tief in sich verborgen hatte. Manchmal hatte sie es nicht ausgehalten, den Film an einem Stück anzuschauen, hatte Pausen eingelegt, bestimmte Szenen übersprungen, andere mehrfach hintereinander angesehen. Ohne zu wissen, dass es sich dabei um eine traumatherapeutische Distanzierungstechnik handelt, hatte sie quasi die Bildschirmtechnik eingesetzt, um sich mit den Erfahrungen und Gefühlen einer schwer krebskranken Jugendlichen zu konfrontieren. Diese Jugendliche war, anders als bei der herkömmlichen therapeutischen Bildschirmkonfrontation, nicht ihr eigenes früheres Ich. Die direkte Konfrontation mit diesem wäre für Frau M. bis zu diesem Zeitpunkt noch zu nah und damit zu ängstigend und überfordernd gewesen. Vielmehr hatte sie für sich selbst die Möglichkeit einer noch sichereren, weil noch weiter distanzierenden Konfrontation gefunden, die man Exposition *in visu* (beim Ansehen) nennen könnte. Hierauf konnten wir aufbauen. Wir sprachen zunächst über den Film und darüber, was er ihr bedeutete. Mit vielen Darstellungen des Films konnte sie sich stark identifizieren. Die gegenseitigen Schuldgefühle und Schonhaltungen der kranken Jugendlichen und der überforderten Eltern, die letztlich einen offenen Austausch und die eigentlich dringend benötigte Nähe konterkarieren. Das Gefühl von Sinnlosigkeit angesichts des drohenden Todes, welches die Akzeptanz vieler wohlmeinender und eigentlich auch potenziell hilfreicher Unterstützungs-, Ablenkungs- und Aufheiterungsversuche manchmal unmöglich machen. Die gefühlt unüberbrückbare Distanz zu den »normalen« Gleichaltrigen, deren Themen (Liebe, Lebenssinn, Selbstfindung) einerseits auch die eigenen sind, andererseits aber unerreichbar weit weg zu sein scheinen. Sogar der etwas vertrottelte, aber wohlmeinende Leiter der Jugendlichen-Selbsthilfegruppe im Film erinnerte Frau M. an die nette Psychoonkologin, die sich in der Klinik um sie bemüht hatte, die sie aber in der knallharten Weise, die Jugendliche perfektioniert haben, hatte abblitzen lassen, in der intuitiven Gewissheit, dass die direkte Konfrontation mit ihren Gefühlen ihren stoischen Bewältigungsmodus zu sehr ins Wanken gebracht hätte. So konnte Frau M., ausgehend von dem Film, den sie in- und auswendig kannte, immer mehr über sich selbst mitteilen. Was sie genauso erlebt hatte wie Hazel. Was bei ihr ganz anders gewesen war. Und immer mehr auch, was ihr ganz konkret widerfahren war. Dabei konnte sie Distanz zu ihrem damaligen Erleben herstellen, indem sie meist die Perspektive der Zuschauerin beibehielt. Wir fragten uns: Wie hätte der Film ausgesehen, wenn er ihre Geschichte erzählt hätte? Wie hätten einzelne Szenen aus dem Film über sie ausgesehen? Welche Farben und welche Musik wären zum Einsatz gekommen, um die Atmosphäre ihrer Geschichte zu transportieren? Aus welcher Perspektive würden Zuschauer*innen eine Szene beobachten? Auf diese Weise näherte sich Frau M. der Konfrontation mit ihren eigenen traumatischen Erfahrungen schrittweise und in einem Tempo, das sie selbst gut regulieren konnte, an.

Integration/Reorientierung

In der Phase der Integration und Reorientierung steht das konkrete Trauma nicht mehr grundsätzlich im Mittelpunkt der Therapie, sondern es geht, wie in der Psychotherapie nicht traumatisierter Menschen auch, »vor allem um die Verbesserung der aktuellen interpersonellen Beziehungen, um die Stärkung des Selbstwertgefühls und um eine Entwicklung defizitärer Ich-Funktionen« (Reddemann, 2010, S. 434). Nicht selten spielen, gerade auch in der Behandlung Traumatisierter, in dieser Phase die Arbeit an der Fähigkeit zur Abgrenzung von (vermeintlichen) Erwartungen anderer und die Entlastung von Schuldgefühlen eine wichtige Rolle (Reddemann, 2010). Frau M. war in fast zwanghafter Weise darauf bedacht gewesen, niemandem Sorgen oder Mühe zu bereiten. Bereits völlig alltägliche Gefühle von Unlust oder Erschöpfung lösten bei ihr Versagens- und Schuldgefühle aus. Noch schlimmer erlebte sie Bagatellerkrankungen, die sie sich kaum verzeihen konnte. Sie versuchte sich dazu zu zwingen, sich nichts anmerken zu lassen und »zu funktionieren«. Die regelmäßigen Nachsorgeuntersuchungen absolvierte sie alleine und erzählte ihrer Familie erst im Nachhinein davon, wenn bestätigt war, dass weiterhin alles in Ordnung sei, um diese nicht zu beunruhigen. Wir konnten herausarbeiten, dass sie schon während ihrer Krebserkrankung Schuldgefühle gehabt hatte, weil ihre Eltern unter extremen Sorgen und Ängsten zu leiden hatten, weil sie sich über Monate hinweg verausgabten und dennoch hilflos und allzu oft verzweifelt waren. Schon damals hatte sie sich bemüht, bei Besuchen der Eltern stark und optimistisch zu sein, sich aber durch das Aufsetzen dieser »Maske« im Nachhinein oft einsam und isoliert gefühlt – ein Gefühl, das sie seither nicht mehr losgeworden war. Beim Durcharbeiten dieses inneren Konfliktes (vgl. Kapitel II.I) zwischen den eigenen Bedürfnissen und dem überwertigen Gebot, niemals (wieder) auf Hilfe, Zuwendung oder Rücksichtnahme angewiesen zu sein, lieferte uns ein weiteres Mal *Das Schicksal ist ein mieser Verräter* wichtige Inspiration. Zu den bekanntesten Zitaten des Films gehört – neben Hazels lakonischem: »Sterben ist scheiße!« – der Satz »Schmerz verlangt gespürt zu werden«, den sie wieder und wieder in ihrem Lieblingsbuch liest. Von Psychotherapeut*innen ist hinlänglich bekannt, dass sie an die kathartische Kraft der Kommunikation von Gefühlen glauben. Wir haben – so könnte man einwenden – aber auch leicht reden, es sind ja nicht unsere tiefsten Ängste, unsere Scham, unser Schmerz. Hier aber war dieser Film, der für Frau M. alle Glaubwürdigkeit der Welt besaß. Der ihr in gewisser Weise vertrauter war als Teile ihrer eigenen Geschichte. Es war eine jener guten Geschichten, über die Ernest Hemingway geschrieben hat, sie seien »wahrer, als wenn sie wirklich passiert wären« (Hemingway, 1934, S. 26; Übersetzung durch den Autor). Und dieser Film gab Frau M. die Erlaubnis, ja den Auftrag, ihren lange abgewehrten Schmerz zu spüren, zu zeigen, zu benennen. Natürlich hatte Frau M. die Botschaft dieses Satzes kognitiv schon immer verstanden, aber erst im Kontext der Psychotherapie, nach der Konfrontation mit ihrem eigenen Schmerz, begriff sie auch affektiv, was damit gemeint war. In einem langen Therapieprozess gelang es Frau M. mit etwas mehr Akzeptanz, ihre Ängste und Bedürfnisse anzunehmen und ihre Gefühle offener gegenüber den Menschen, die sie liebte, zu kommunizieren. Und sie erfuhr von diesen Verständnis und Rückhalt, in einer Weise, an die zu glauben ihr zuvor nicht möglich gewesen war. Es fiel ihr weiterhin nicht leicht, krank zu sein oder den eigenen Ansprüchen nicht gerecht zu werden, aber sie lernte, damit umzugehen. Letzten Endes hat sie erfahren, was Irvin Yalom als therapeutischen Wirkfaktor der *Universalität* beschreibt:

> »Patienten beginnen eine Therapie häufig mit dem beunruhigenden Gefühl, sie seien einzigartig in ihrem Elend, und nur sie allein hätten bestimmte erschreckende oder unerwünschte Impulse und Phantasien. […] Schwindet das Gefühl der Einzigartigkeit, führt das zu großer Erleichterung und zum Gefühl, ›wieder der menschlichen Spezies anzugehören‹« (Yalom, 2005, S. 64).

Oder, wie es Hazel in *Das Schicksal ist ein mieser Verräter* vielleicht ausdrücken würde: Schmerz kann einsam machen, aber wenn es uns gelingt, ihn zu teilen, können wir an der Zuwendung und Liebe anderer heilen. Deshalb verlangt er gespürt zu werden.

II.IX *Overwatch:* »We Are *Overwatch*«[7] – Gruppenkohäsion als Wirkfaktor

Gruppenpsychotherapie mit Jugendlichen ist dynamisch, vital und sehr effizient. Aber oft auch ganz schön anstrengend. In der *psychodynamisch-interaktionellen* Gruppentherapie, der Methode, mit der ich überwiegend arbeite, wird nicht die Wissensvermittlung oder Anleitung durch die Therapeut*in angestrebt, sondern ein möglichst offenes, spontanes Interagieren der Gruppenmitglieder untereinander, sodass die Beziehungserlebens- und -gestaltungsmuster aller Patient*innen sich zeigen und im Hier und Jetzt direkt erfahrbar werden können. Die Spiegelung und Konfrontation durch die Gruppe, die therapeutisch unterstützte Klärung und Bearbeitung dieser Muster führen zu interpersonellem Lernen in einem Setting, das oftmals einen stärkeren direkten Alltagsbezug aufweist als die Einzeltherapie, und so, gerade in Ergänzung zu dieser, hoch wirksam sein kann (vgl. Janssen & Sachs, 2018; Yalom, 2005). Notwendige Voraussetzung und gleichzeitig bereits einer der wichtigsten Wirkfaktoren einer solchen Gruppentherapie ist ein ausreichendes Maß an Gruppenkohäsion:

> »Kohäsion – das Gefühl, zusammenzugehören, akzeptiert zu werden, ein wertvolles Mitglied einer wichtigen Gruppe zu sein [...] ist der universalste aller therapeutischen Faktoren in der Gruppentherapie. Sämtliche Therapiegruppen leisten Hilfe, indem sie den Teilnehmern die Erfahrung ermöglichen, einer Gruppe anzugehören. [...] Die Erfahrung, etwas zu teilen, akzeptiert zu werden und eine Gruppensituation erfolgreich zu meistern, kann [...] große therapeutische Wirkung entfalten« (Yalom, 2005, S. 67).

7 Bekannter Slogan aus dem Spiel *Overwatch*, mit dem es auch beworben wird. Im Ganzen: »We are hope. We are honor. We are courage. We are justice. We are compassion. We are determination. We are harmony. We are *Overwatch*.« (deutsch: »Wir sind Hoffnung. Wir sind Ehre. Wir sind Mut. Wir sind Gerechtigkeit. Wir sind Mitgefühl. Wir sind Entschlossenheit. Wir sind Harmonie. Wir sind *Overwatch*.«)

Nun erinnert allerdings die Gruppensituation – mehrere Jugendliche, ein oder zwei Erwachsene – schon rein äußerlich an Schule und ist damit für eine naheliegende, aber meist wenig hilfreiche *Übertragungs*situation (vgl. Kapitel II.IV) prädestiniert. Schule ist für manche Jugendlichen eher mit unangenehmen Erfahrungen des Gesehenwerdens verknüpft. Wer auffällt, wird vielleicht aufgerufen und geht damit das Risiko ein, durch Nichtwissen bloßgestellt zu werden. Wer zu sehr aus der Reihe tanzt, wird sanktioniert. Selbstverständlich gibt es viele hochqualifizierte Lehrer*innen, die ihren Schüler*innen andere Erfahrungen vermitteln, aber die von mir beschriebene ist nach meinem klinischen Eindruck nach wie vor ebenfalls verbreitet. Vielleicht ist der Anteil Jugendlicher mit solchen Schulerfahrungen unter denen, die in Psychotherapie sind, auch erhöht. Jedenfalls tragen solche Erfahrungen, wie auch allgemein das bei Jugendlichen mit Problemen häufige Erleben, von Erwachsenen nicht verstanden und ernstgenommen, dafür aber kritisiert und gemaßregelt zu werden, nicht gerade zur Bereitschaft bei, sich vorbehaltlos zu öffnen und in einer für Psychotherapie ungewohnt öffentlichen Situation frei zu interagieren. Dass nicht wenige Jugendliche, die psychotherapeutische Hilfe benötigen, irgendwann einmal Ausgrenzungs- oder sogar Mobbingerfahrungen gemacht haben, trägt ebenfalls zu Unsicherheit und Skepsis gegenüber Gruppentherapie bei, da auch in Bezug auf die Gleichaltrigengruppe das Sich-Zeigen und Sich-dazu-Bekennen, wer man wirklich ist, oftmals als mit erheblichen sozialen Risiken behaftet erlebt worden ist. Man hat also als Psychotherapeut*in zunächst einmal viel zu tun, um überhaupt das notwendige Vertrauen der Gruppenmitglieder in die Gruppe als Therapiewerkzeug, in die anderen Jugendlichen und die Therapeut*innen selbst – also ein ausreichendes Maß an *Kohäsion* – herzustellen. Bei Therapiegruppen, die im stationären Setting stattfinden, besteht in der Regel schon eine gewisse Vertrautheit unter den Jugendlichen, da sie den Stationsalltag miteinander teilen und viele andere, niederschwelligere Gruppenangebote besuchen. Auch die Therapeut*innen sind den Patient*innen meist schon aus Einzelgesprächen oder dem Stationsalltag bekannt. In ambulanten Psychotherapiegruppen ist das anders. Es besteht zu Beginn meist Fremdheit und dementsprechend oft eine umso größere Unsicherheit unter den Gruppenmitgliedern.

Ich habe diesem Buch das Zitat von Tyrion Lannister aus *Game of Thrones* vorangestellt, in dem es heißt: »What unites people? [..] Stories!« Ein gemeinsames, positiv identitätsstiftendes Narrativ, ein (Gründungs-)

Mythos quasi, kann die *Kohäsion* einer Gruppe stärken. In einer ambulanten Jugendlichenpsychotherapiegruppe, die ich leitete, wurde dieser Mythos das Online-Spiel *Overwatch*, von dem ich bis zu diesem Zeitpunkt noch nie gehört hatte.

Der Einstieg in diesen gruppentherapeutischen Prozess verlief zunächst zäh. Die sechs Jugendlichen kannten sich vorab nicht und nicht alle waren begeistert von der Idee, an einer Gruppentherapie teilzunehmen. Die erste Sitzung mit der obligatorischen Vorstellungsrunde und dem Informieren über die Gruppenregeln war recht reserviert und schweigsam abgelaufen, und so begann auch die zweite Sitzung. Das Schweigen brach schließlich Robin, ein 16-jähriger Junge, der wegen Störungen des Sozialverhaltens in Therapie war und eine durchaus aggressive Ausstrahlung hatte, indem er unvermittelt Jenny, ein 17-jähriges Mädchen mit sozialphobisch-depressiver Symptomatik, fragte: »Spielst du *Mercy*, oder was?« Jenny schien von dieser plötzlichen Ansprache so überrascht, wie ich es war, und zögerte kurz, bevor sie »Ja« antwortete. Daraufhin entwickelte sich ein Gespräch, in das nach und nach auch die anderen Jugendlichen mit einstiegen. Offenbar wussten alle genau, wovon hier die Rede war – außer mir. Was ich mir erschließen konnte war, dass Robin sich mit seiner Frage auf einen Schlüsselanhänger an Jennys Rucksack, den sie neben ihrem Stuhl abgestellt hatte, bezogen hatte. Der Anhänger war eine kleine, weibliche Comicfigur mit blonden Haaren, engelartigen Flügeln und irgendeiner Art Waffe in der Hand. Ebenjene *Mercy* aus dem Spiel *Overwatch*.

Overwatch ist ein *Online-Multiplayer-Egoshooter* und seit der Veröffentlichung 2016 extrem populär unter Jugendlichen und jungen Erwachsenen. Zu meinem Vorteil wird es einem auch als Nicht-*Gamer* sehr leicht gemacht, sich einen Eindruck von der Atmosphäre, der Optik und Dynamik des Spiels zu verschaffen. Neben den üblichen *Let's Plays* (Videomitschnitte von Spielsequenzen auf Youtube oder anderen Videoplattformen) gibt es im Internet animierte Kurzfilme, in denen die mit viel Liebe zum Detail konzipierten persönlichen Entwicklungsgeschichten der über 20 Spielcharaktere erzählt werden. Dabei fällt auf, dass fast die Hälfte der Charaktere weiblich ist. Es gibt eine hohe Diversität menschlicher Ethnien und Nationalitäten sowie Roboter und Cyborgs mit sehr menschlichen Emotionen und Eigenschaften. Einer der weiblichen Charaktere – die muskelbepackte Elitesoldatin *Zarya* – gilt als innovativer Bruch mit der weit verbreiteten stereotyp sexualisierten Darstellung weiblicher Figuren in Games (Kiel, 2016), und ein weiterer, unter den Fans besonders beliebter

Charakter wird offiziell als autistisch vorgestellt (Allegra, 2017). Es gibt einen lesbischen und einen schwulen Charakter, letzterer ein genretypisch hypermaskuliner, knallharter Elitesoldat (Baggs, 2019). Obwohl *Overwatch* in vielerlei Hinsicht ein klassischer, in einer kriegerischen Zukunftsdystopie angesiedelter *Shooter* ist, ist die Optik bunt und comichaft, Blut ist kaum zu sehen, und es gibt Charaktere, deren wichtigste Funktion nicht das Schießen und Töten ist, sondern das Heilen oder schützende Abschirmen ihrer Teamkamerad*innen.

Alle Jugendlichen in meiner Gruppe kannten das Spiel. Vier hatten es schon gespielt, drei spielten es regelmäßig. Ein Mädchen spielte selbst kaum, war aber großer Fan der Kurzfilme, *animated shorts* genannt, und Comics über die Charaktere. Die Jugendlichen diskutierten über die Kampffähigkeiten, Charaktereigenschaften und Hintergrundgeschichten der einzelnen Charaktere, und auch ohne diese zu kennen, wurde mir schnell deutlich, welch hohes Identifikationspotenzial offenbar in ihnen steckte. Später begegnete mir *Overwatch* auch in Einzeltherapien, interessanterweise vor allem durch Mädchen und junge Frauen. Wie oft in der Arbeit mit Stoffen und Bildern aus der Popkultur, insbesondere der Jugendkultur, machte ich die Erfahrung, dass mein aufrichtiges Interesse an etwas, von dem Jugendliche aufgrund ihrer Vorerfahrungen annehmen, dass Erwachsene es als minderwertig oder, im Falle von Games, sogar als schädlich bewerten, der therapeutischen Beziehung einen Zuwachs an Vertrauen und Nähe verschaffte. Ich denke dabei oft an Yaloms Empfehlung aus seinem Therapeut*innen-Ratgeber *Der Panama-Hut oder was einen guten Therapeuten ausmacht* (2002): »Bemühen Sie sich, Schattenseiten so normal erscheinen zu lassen, wie Sie können [...], damit [die Patient*innen] aufhören, sich für ihre eigenen realen oder eingebildeten Verfehlungen zu geißeln« (S. 233). Wenn das schon für die wahrhaft dunklen und niederen Seiten gilt, dann sollte es ein Leichtes sein, ein diverses, kooperatives und originelles Spiel wie *Overwatch* mit Wertschätzung und Interesse zu würdigen. Besonders interessant fand ich, neben den zum Teil unkonventionellen Charakterzeichnungen, dass man *Overwatch* nicht alleine spielen kann. Man tritt grundsätzlich in Teams zu je sechs Spielern gegeneinander an, die online gebildet werden, und muss folglich konstruktiv kooperieren, um zu gewinnen. Daher sind Charaktere wie zum Beispiel *Mercy*, deren Stärke nicht im Kampf, sondern im Heilen verletzter Teamkamerad*innen liegt, ebenso wichtig und populär wie solche, deren Stärke der Angriff ist, wie zum Beispiel *Reaper*, ein maskierter Superkiller. Angeblich soll, mutmaßlich aufgrund des höheren Anteils weiblicher Spielerinnen und der Notwendigkeit zur Kooperation, sogar der Umgangston unter den Gamer*innen wesentlich freundlicher sein als sonst bei Spielen dieser Art üblich (Starkey, 2016).

So unterschiedlich die Jugendlichen der Gruppe in Bezug auf ihre persönlichen Entwicklungsgeschichten und ihre aktuellen Probleme waren, so unterschiedlich war auch ihre Sozialisation als Gamer*innen. Einige der Jungen spielten seit Jahren Egoshooter und *Overwatch* war für sie einfach der aktuelle Favorit des Genres. Einige der Mädchen dagegen hatten zuvor überhaupt keine Onlinegames gespielt, waren durch Freunde oder Brüder damit in Kontakt gekommen und hatten eher wegen des Storytellings und der ungewöhnlichen weiblichen Charaktere Interesse entwickelt. Schließlich konnte ich dann doch noch etwas zum Gespräch beitragen, indem ich anmerkte, dass auch diese, unsere Gruppe aus sechs Personen (mich ausgeschlossen) bestand, wie ein Team bei *Overwatch*. »Stimmt. We are *Overwatch!*«, bestätigte einer der Jungen und brachte damit das Gefühl von Gemeinsamkeit und Verbundenheit auf den Punkt, das in dieser Sitzung entstanden war. Die Gruppe war dadurch zu etwas positiv Besetztem geworden und die Hoffnung, dass eine solche Gruppe tatsächlich Positives bewirken könnte, war entstanden.

Der weitere Verlauf der Gruppentherapie war zu vielfältig, um ihn hier ausführlich darzustellen, und auch zu wenig spezifisch in Bezug auf die Arbeit mit Popkulturnarrativen, als dass er in dieses Buch gehören würde. Wie von jedem Gruppenprozess profitierten einige der Jugendlichen persönlich sehr, andere weniger. Es gelang immer wieder, interaktionelle Probleme in der Gruppe zu erleben, zu reflektieren und zu bearbeiten. Einige der Jugendlichen konnten wichtige persönliche Themen einbringen und erhielten von den anderen an entscheidender Stelle Zuspruch und Rückhalt. Als sich zu einem viel späteren Zeitpunkt im Therapieprozess, aufgrund der sehr bewegenden und leidvollen Geschichte einer der Patientinnen, tiefe Resignation und Hoffnungslosigkeit auszubreiten drohten, gelang es Jenny, die Gruppe wieder in einen hoffnungsvollen und konstruktiven Arbeitsmodus zurückzuführen, mit den Worten: »Hey, aber wenigstens sind wir für dich da. We are *Overwatch!*«

III Learning by watching: Popkultur in der Lehre

Ich bin musikalisch sehr unbegabt und hatte, gerade als Jugendlicher, erst recht kein Interesse an klassischer Musik. Dementsprechend empfand ich den Musikunterricht in der Schule meist als langweilig und war auch nicht besonders gut. Dennoch weiß ich bis heute, dass *Dies Irae* ein mittelalterlicher Hymnus über das Jüngste Gericht ist und habe die Melodie seit der achten Klasse nicht mehr vergessen, als unser Musiklehrer uns neben einer klassischen Aufnahme zum Vergleich ein Stück vom Soundtrack des damals sehr populären Zeichentrickfilms *Der König der Löwen* (USA, 1994) vorspielte, in dem *Dies Irae* musikalisch zitiert wurde.

In meinem Psychologiestudium, meiner Ausbildung zum Psychologischen Psychotherapeuten und meiner Weiterbildung in Kinder- und Jugendlichenpsychotherapie sind mir dagegen kaum innovative didaktische Methoden begegnet. Oftmals konnte der – zumindest für mich – hochinteressante Lehrgegenstand selbst das kompensieren. Manchmal, gerade in der berufsbegleitenden Aus- und Weiterbildung, erschwerten jedoch Müdigkeit, Überarbeitung, Stress oder die gedankliche Beschäftigung mit drängenden Alltagsproblemen ein konzentriertes Zuhören und Verarbeiten des Stoffes. Besonders in diesen Situationen hätte ich mir Dozent*innen gewünscht, die ihre Inhalte in einer Weise präsentieren, die mich emotional berührt und mir einen persönlichen Bezug zum Stoff ermöglicht. Als ich begann, selbst an Ausbildungsinstituten für Psychologische Psychotherapeut*innen und Kinder- und Jugendlichenpsychotherapeut*innen zu unterrichten, nahm ich mir vor, das besser zu machen. Inspiriert von Kolleg*innen, die sich Geschichten und Charakteren aus der Popkultur bedienten, um Wissen über psychische Störungen und Behandlungsmöglichkeiten zu illustrieren und leicht zugänglich zu vermitteln (Bui et al., 2011; Doering & Möller, 2008, 2010; Hyler & Schanzer, 1997), begann ich, das Blog *Charakterneurosen* zu schreiben, auf dem ich fiktionale Charaktere tiefenpsychologisch analysiere. Schon als ich noch an der Universität Marburg promovierte, hörte man von ebenso unterhaltsamen wie lehrreichen Seminaren am Fachbereich Medizin, in denen Ausschnitte aus der damals sehr populären TV-Serie *Dr. House* (USA, 2004–2012) gezeigt und diskutiert würden. In einer späteren Veröffentlichung zum Thema schreiben die Dozent*innen:

> »Zweifelsohne steht die klassische Medizinvorlesung in Konkurrenz zu neuen Medien und die Studenten stimmen letztendlich mit den Füßen (oder besser gesagt per Mouse-Click) ab. Die klassische Vorlesung an sich kann und darf kein Selbstzweck sein, sondern muss sich als effektives Lehr- bzw. Lernmittel für unsere Studenten beweisen, bewähren und mit diesen neuen Gegebenheiten auseinandersetzen. [...] Am Beispiel einer kleinen Seminar-Reihe, die wir in Marburg seit 2008 unter Zuhilfenahme der bekannten US-amerikanischen Fernsehserie Dr. House mit großer Resonanz anbieten, möchten wir exemplarisch neue Wege der Wissensvermittlung vorstellen [...] in der Hoffnung, dass durch solche innovativen Ansätze unser traditionelles Lehrangebot bereichert wird und wir gemeinsam Lösungswege finden. Immerhin haben wir als Hochschullehrer mit Fernsehserienproduzenten eines gemeinsam: Wir alle möchten verhindern, dass unsere Zielgruppe abschaltet [...], wobei die meisten Fernsehproduzenten froh wären, wenn sie solch eine spannende und interessante Vorlage zur Bearbeitung hätten wie wir als Mediziner. Denn Medizin kann allemal so spannend sein wie ein Krimi« (Schäfer et al., 2010, S. 2596).

Letzteres lässt sich allemal auch für die Psychotherapie sagen!

Es gibt inzwischen eine ganze Reihe moderner Filme und Serien, in denen Psychotherapiesitzungen eine mehr oder weniger wichtige Rolle spielen. Insbesondere die neueren, horizontal erzählten Serien eignen sich gut, um auch längere Verläufe und resultierende Persönlichkeitsentwicklungen darzustellen. Eine Sonderrolle unter diesen Erzählungen nimmt *In Treatment – Der Therapeut* (USA, 2007–2010) ein, insofern als die ganze Serie im Sprechzimmer des Psychotherapeuten Paul spielt. Jede Folge zeigt eine Therapiesitzung mit einer Patient*in, und jede Patient*in wird über einen längeren Zeitraum von mehreren Folgen begleitet. Besonders interessant sind auch die Folgen, in denen Paul nicht als Therapeut, sondern bei seiner wöchentlichen Supervision gezeigt wird. Natürlich ist der therapeutische Prozess zugunsten von Dramatik und Spannung stark verdichtet: In einer etwa 25-minütigen Folge passiert oftmals so viel, dass es in der

Realität wohl eher mehrere längere Sitzungen dafür bräuchte. Dennoch ist Pauls moderne, psychodynamisch orientierte Behandlungstechnik oft realistisch und nachvollziehbar dargestellt. Gerade die Kombination aus mitreißend inszenierter, aber fachlich oft adäquater Darstellung von Psychotherapie eignet sich hervorragend, um anhand ausgewählter Ausschnitte bestimmte therapeutische Techniken oder wichtige Konstrukte wie Übertragung, Widerstand oder szenisches Verstehen unterhaltsam zu veranschaulichen. Dass Paul als Therapeut dabei keineswegs perfekt ist, ermöglicht erst recht eine kritische Reflexion und kontroverse Diskussion seines Vorgehens – und bietet somit beste Voraussetzungen für die interessierte und engagierte Beteiligung an der Lehrveranstaltung. Ein weiterer Pluspunkt ist, dass Paul zwar überwiegend Erwachsene, aber zumindest auch ein Kind und eine Jugendliche behandelt, sodass sich auch speziell für den KJP-Bereich passende Beispiele finden lassen, was in der popkulturellen Darstellung von Psychotherapien recht selten vorkommt.

Eine weitere Serie, die ich gerne didaktisch nutze, ist die Kultserie *Die Sopranos* (USA, 1999–2007). Für viele Fans – mich eingeschlossen – markiert sie den Beginn des neuen Fernsehzeitalters, in dem Serien nicht von Woche zu Woche die sich ständig wiederholenden Abenteuer abhandeln (sog. *Monster-of-the-week*-Formate), sondern komplexe Geschichten und Entwicklungen über lange Zeiträume hinweg erzählt werden. In *Die Sopranos* ist dies vor allem die Geschichte des Mafiabosses Tony Soprano, der zwischen Mafiakodex und Familienleben zerrieben wird bei dem Versuch, ein irgendwie doch noch ehrbares und glückliches Leben zu führen. Zur Seite steht ihm dabei über sechs Staffeln und mehr als 80 Episoden hinweg die Psychiaterin und Psychoanalytikerin Dr. Jennifer Melfi. Die Darstellung der Therapie ist, wie bei *In Treatment*, ziemlich realistisch. Dr. Melfi pflegt einen modern-psychodynamischen Therapieansatz im sitzenden Setting und macht das, bis auf wenige Ausnahmen, ziemlich gut. Zumal der impulsive Mafioso kein unkomplizierter Patient ist. Eine Reihe schwieriger therapeutischer Situationen, wie Geschenke von Patient*innen, persönliche Fragen, das Einfordern eines Ausfallhonorars, die Aufklärung über Geltungsbereich und Grenzen der Schweigepflicht, bedrohliches und aggressives Verhalten, bis hin zum Umgang mit einer manifesten Liebesübertragung, lassen sich anhand von Szenen aus *Die Sopranos* gut veranschaulichen und das therapeutische Vorgehen Dr. Melfis detailliert diskutieren.

Deutlich weniger realitätsnah und klar in den Bereich des Absurden und Komischen sind die gelegentlichen Psychotherapieszenen in der Sitcom

Two and a Half Men (USA, 2003–2015) einzuordnen. Die Therapeutin, die offenbar kein Problem damit hat, verschiedene Mitglieder derselben Familie zeitgleich in variierenden Konstellationen zu behandeln, ist überaus zynisch, provokant und überheblich. Allerdings treffen ihre harschen Deutungen und Interventionen oftmals den Nagel auf den Kopf und erzeugen so (leider oftmals nicht allzu dauerhafte) Einsicht bei den sonst wenig selbstreflektierten Hauptcharakteren. Konzepte wie Abwehrmechanismen, Übertragung oder paradoxe Interventionen können anhand von Ausschnitten dieser Serie, gerade weil die Darstellung plakativ ist, gut beispielhaft veranschaulicht werden.

Eine schwierige Patientengruppe in der Arbeit mit Jugendlichen oder jungen Erwachsenen sind oppositionelle oder aggressive junge Männer. Häufig weisen sie große Widerstände gegen die in der Therapie verlangte Reflexion und Offenbarung ihres Gefühlslebens auf. Wie man einfühlsam und doch konsequent, wohlwollend und dabei authentisch das Kunststück vollbringt, eine tragfähige therapeutische Beziehung zu einem solchen Jugendlichen aufzubauen, zeigt meisterhaft und wunderschön der von Robin Williams verkörperte Psychotherapeut Sean in dem Film *Good Will Hunting* (USA, 1997). Der therapeutische Grundsatz der selektiven Authentizität lässt sich anhand dieses Films hervorragend veranschaulichen, aber auch die Frage nach einem sinnvollen Maß therapeutischer Abstinenz kontrovers diskutieren.

Nicht immer müssen es Psychotherapieszenen sein, die zur Veranschaulichung therapeutischen Handelns oder auch anderer psychotherapeutisch relevanter Phänomene dienen können. In der ersten Staffel der Science-Fiction-Serie *Star Trek: Discovery* (USA, 2017) erlebt ein Soldat einen intensiven, recht plausibel dargestellten dissoziativen Zustand, und seiner Vorgesetzen gelingt es, ihn mit gekonntem Talking Down zu beruhigen. Die namensgebende Szene zwischen Elizabeth Taylor und Paul Newman in *Die Katze auf dem heißen Blechdach* (USA, 1958) ist für mich eine der eindrücklichsten Darstellungen eines unsicher-ambivalenten Bindungsstils in pathogener Ausprägung. Ein ungelöster ödipaler Konflikt (mit erheblichen psychopathologischen Folgen) lässt sich sehr anschaulich anhand von Interaktionen zwischen dem jungen Norman Bates und seiner Mutter in der Prequel-Serie zu *Psycho* (USA, 1960), *Bates Motel* (USA, 2013–2017), illustrieren. Zudem ist die Figur der Mutter Norma Bates interessant, als sehr präzise Darstellung einer Borderline-Persönlichkeitsstörung, jedoch ohne das oft in seiner diagnostischen Bedeutung überschätzte Symptom nicht-suizidaler Selbstverletzung.

Ich könnte diese Aufzählung noch weiter fortsetzen, und die Anzahl interessanter Film- und Serienbeispiele, die ich selbst noch gar nicht kenne, ist sicher noch größer. Vielmehr aber, als konkrete Empfehlungen zu geben, möchte ich mit diesem Kapitel alle Lehrenden dazu ermutigen, im eigenen kulturellen Erfahrungsschatz auf die Suche nach konstruktiv einsetzbaren didaktischen Hilfsmitteln zu gehen. Ich erhalte für den Einsatz popkultureller Referenzen und Medien in der Lehre fast ausschließlich positives Feedback. Auch mir macht die Lehre dadurch gleichbleibend viel Spaß – und oftmals erhalte ich sogar von Teilnehmer*innen Hinweise auf interessante Filme oder Serien, die dann mitunter in eine der nächsten Lehrveranstaltungen einfließen.

IV Furcht ist der Pfad zur dunklen Seite: Radikalisierung in der Popkultur

»Furcht ist der Pfad zur dunklen Seite. Furcht führt zu Wut, Wut führt zu Hass, Hass führt zu unsäglichem Leid.«
Yoda in Star Wars: Episode I – Die dunkle Bedrohung *(USA, 1999)*

Als Psychotherapeut besteht der wichtigste und schönste Teil meiner Arbeit darin, Menschen mit psychischen Erkrankungen und in emotionalen Krisensituationen mithilfe wissenschaftlich fundierter Therapiemethoden zu Linderung und im besten Falle Heilung zu verhelfen. Die Intimität einzel- und auch gruppenpsychotherapeutischer Settings ermöglicht dabei tagtäglich so vielseitige, bereichernde und lehrreiche Einsichten und tief berührende Momente, in denen ich Zeuge und Assistent existenzieller persönlicher Entwicklungsschritte sein darf, dass ich nichts im Leben lieber tun würde.

Gleichwohl bin ich der festen Überzeugung, dass Psycholog*innen und Psychotherapeut*innen auch über ihr psychotherapeutisches Kerngeschäft hinaus gesellschaftliche Verantwortung tragen. Glücklicherweise bin ich mit dieser Haltung nicht alleine:

> »Ein besonderes Kennzeichen der heutigen Umbruchs- und Krisenzeit sind die zwischenmenschlichen Probleme. Als Beziehungsexperten und Fachleute für seelische Gesundheit sind Psychiater und Psychotherapeuten besonders gefordert. Gerade kulturelle Veränderungen und das Entstehen einer globalen Gesellschaft führen zu Ängsten, Aggression und Vorurteilen. Es gilt den Prozess der transkulturellen Globalisierung aktiv mitzugestalten und therapeutische Einsichten in die Gesellschaft einzubringen. [...] Im Vordergrund stehen die Aufklärung der Bevölkerung über psychologische Mechanismen und gesellschaftliche Prozesse, das Brückenbauen zwischen Menschen, die sich voneinander unterscheiden, die Stärkung der transkulturellen Psychiatrie und Psychotherapie zum Abbau von Vorurteilen sowie die Übernahme einer Vorbildfunktion durch stärkere Präsenz in den Medien und im sozialen Diskurs. Diese kulturelle Krise bietet Psychiatern und Psychotherapeuten eine einmalige Chance, aktiv an der Gestaltung einer globalen Gesellschaft mitzuarbeiten« (Peseschkian, 2017, S. 608).

> »Ärzte und Psychotherapeuten haben immer eine gesellschaftliche Verantwortung, umso mehr in einer sich im Umbruch befindenden globalen Gesellschaft, die sich auf der Suche nach einer neuen Identität und einem neuen Menschenbild befindet. Psychotherapeutische Ansätze und Einsichten können einen großen Beitrag hierzu leisten, indem sie neben einem wissenschaftlichen System auch ein Menschenbild für den Einzelnen und die Gesellschaft vermitteln und somit einen Beitrag zur Linderung der sozialen Probleme leisten« (ebd., S. 610).

Zu den drängendsten gesellschaftlichen Problemen unserer Zeit gehören, neben der bevorstehenden Klimakatastrophe (Chmielewski, 2019), Radikalisierung und Populismus, das Wiedererstarken bereits fast überwunden geglaubter Vorurteile und jener, die diese schüren, um persönliches oder politisches Kapital daraus zu schlagen. »Die gesellschaftlichen und politischen Reaktionen auf die Flüchtlingskrise, das Aufkommen des Rechtspopulismus, die zunehmende Fremdenfeindlichkeit [stellen] Themen dar, mit denen sich Psychotherapeuten kritisch beschäftigen sollten« (Wirth, 2019, S. 307). Seit 2017 habe ich daher begonnen, öffentlich über die psychologischen Voraussetzungen und Mechanismen von Radikalisierung, Extremismus und Populismus zu sprechen – in Interviews, bei öffentlichen Vorträgen und vor Schulklassen. Wie in der Psychotherapie habe ich auch hier die Erfahrung gemacht, dass die emotionale Einsicht der rein kognitiven weit überlegen ist. Ein wahrhaftes Verstehen dieser komplexen psychologischen Prozesse gelingt vor allem dann, wenn die Theorien mit anschaulichem Leben, mit nachvollziehbaren Geschichten, erfüllt werden. Die moderne Popkultur ist – ebenso wie die klassischen Mythen und Dramen – voll von affektiv überzeugenden, individuell nachvollziehbaren und gleichzeitig grundsätzliche psychologische Mechanismen veranschaulichenden Radikalisierungs- und Entradikalisierungsnarrativen, auf die ich regelmäßig zurückgreife, um gesellschaftliche und individuelle Entwicklungsprozesse zu veranschaulichen und, nicht zuletzt, um überhaupt die Aufmerksamkeit, vor allem junger Menschen, dafür zu gewinnen, was ich darüber zu sagen habe.

Im Folgenden möchte ich einige dieser Geschichten erzählen und herausarbeiten, was sie uns über Radikalisierung lehren können – und darüber, was wir als Gesellschaft dagegen tun könnten.

IV.I *Harry Potter:* Lord Voldemort und die Demütigung

»Es gibt kein Gut und Böse. Es gibt nur Macht und jene, die zu schwach sind, um nach ihr zu streben.«
Lord Voldemort in Harry Potter und der Stein der Weisen *(UK/USA, 2001)*

In der psychologischen Forschung besteht weitgehende Einigkeit darüber, dass Radikalisierung – definiert als Übernahme extremer Überzeugungen, Gefühle und Verhaltensweisen, einhergehend mit zunehmender Bereitschaft, Gewalt als Mittel zur Durchsetzung der eigenen Positionen zu legitimieren (McCauley & Mosalenko, 2008) – als ein durch verschiedene Einflussfaktoren bestimmtes prozesshaftes, gleichsam in mehreren Stufen ablaufendes Geschehen zu betrachten ist, welches folglich auf jeder Stufe zum Erliegen oder auch zur Umkehr kommen kann oder aber in der Unterstützung beziehungsweise Umsetzung terroristischer Gewalt kulminieren kann (Borum, 2010; Horgan, 2008; Moghadam, 2005; Victoroff & Kruglanski, 2009; Wiktorowicz, 2005; Zick & Böckler, 2015). Hinsichtlich Fragen nach Ursachen und Präventionsmöglichkeiten von Radikalisierung sind grundsätzlich soziologische und politische Zusammenhänge relevant, auf welche sich jedoch meine Expertise als Psychotherapeut nicht bezieht, sodass im Folgenden individuelle, psychologische Faktoren im Fokus der Betrachtung stehen sollen. Hier kommt zunächst individueller *Vulnerabilität*[8] eine entscheidende Bedeutung zu. Borum (2010) nennt zusammenfassend drei zentrale Vulnerabilitätsfaktoren in Bezug auf die Radikalisierung späterer Unterstützer*innen extremistischer Ideologien.

Subjektiv erlebtes Unrecht, Kränkung

Subjektiv erlebtes Unrecht kann zu Frustration führen, die wiederum – insbesondere wenn das Unrecht als Folge des bewussten Handelns anderer attribuiert wird – zu Aggression führen kann (*Frustrations-Aggressions-Hypothese*, Berkowitz, 1989). Extremistische Ideologien und

8 Vulnerabilität bezeichnet eine genetische und/oder biografisch erworbene Verletzlichkeit hinsichtlich bestimmter Erkrankungen oder Verhaltensweisen (Wenninger, 2003); hier die Anfälligkeit für radikale Überzeugungen/Verhaltensweisen.

Einstellungen können eine Möglichkeit darstellen, diese Aggression zu externalisieren und damit zu kanalisieren. Hinweise hierauf geben beispielsweise Ergebnisse einer Befragung von Hilmer et al. (2017), wonach das Gefühl persönlicher Benachteiligung, gemessen anhand der Zustimmung zu der Aussage »Für Leute wie mich tut die Politik weniger als für andere Gruppen in der Bevölkerung« (S. 20), unter Personen mit rechtspopulistischer Orientierung weiter verbreitet ist als im Bevölkerungsdurchschnitt.

Identitätsunsicherheit

Unsicherheit und Ambivalenz bezüglich der eigenen Identität können sich negativ auf das Selbstwertgefühl und die Lebenszufriedenheit auswirken. Ein bedeutsamer Teil der Identität ist die Selbstdefinition über die Zugehörigkeit zu sozialen Gruppen, weshalb Individuen danach streben, soziale Gruppen, welchen sie sich zugehörig fühlen, möglichst positiv zu bewerten. Da sich die Bewertung der eigenen Gruppe aus dem Vergleich mit anderen Gruppen ergibt, kann die Abwertung anderer Gruppen, welche zentraler Teil radikaler Ideologien ist, eine Möglichkeit zur Steigerung des eigenen Selbstwerts und zur Versicherung der eigenen Identität sein (*Theorie der sozialen Identität*, Tajfel & Turner, 1986).

Bedürfnis nach Zugehörigkeit

Bindung – definiert als eine »enge emotionale Beziehung zu einem anderen Menschen, [die] entsteht durch gemeinsame Geschichte« (Gudemann, 1995, S. 53) und sich ausdrückt »in Gemeinsamkeiten bei Einstellungen, Werten und Sprache« (ebd.) – ist ein menschliches Grundbedürfnis (Bowlby, 1988; Grawe, 2004). Das Fehlen positiver emotionaler Verbundenheit kann die Bereitschaft, misanthropische Ideologien anzunehmen, erhöhen: »Wenn die Sehnsucht nach Liebe und Zuneigung verschlossen ist, bleibt sie unzugänglich. Dann richtet sich Ärger auf die falschen Ziele, Angst tritt in unangemessenen Situationen auf, und Feindseligkeit wird von falscher Seite erwartet« (Bowlby, 1988, S. 117; dt. Übersetzung: Bowlby, 2008). Andererseits kann der Anschluss an radikale Gruppen mit ihren typischerweise eindimensional-niederschwelligen Einschlusskriterien

(Rasse, Religion etc.) für manche Menschen, die sich sozial isoliert fühlen, eine Möglichkeit darstellen, vielleicht erstmals Zugehörigkeit, Verbundenheit und Annahme zu erleben (Crenshaw, 1988). Dies gilt auch für sogenannte *Einzeltäter*innen*, die sich gleichwohl als Repräsentant*innen einer radikalen Ideologie und Mitglieder von deren Anhängerschaft begreifen (Zick & Böckler, 2015).

Und so sind Unrecht, Kränkung, Scham, Identitätsunsicherheit und soziale Isolation auch die Ingredienzien, aus denen die britische Autorin Joanne K. Rowling einen der berüchtigtsten Antagonisten der jüngeren Populärliteratur erschaffen hat: den dunklen Lord Voldemort, den bösartigen Widersacher des Zauberlehrlings *Harry Potter*, Protagonist der gleichnamigen erfolgreichen Buch- und Filmreihen. Nach und nach wird uns, retrospektiv und psychologisch überzeugend, die Radikalisierung des als armes Halbblut (Mutter Zauberin, Vater *Muggel*[9]) geborenen Tom Riddle zu dem seine eigene faschistische Ideologie begründenden gewalttätigen Extremisten Lord Voldemort enthüllt. Tom Riddles Mutter war zwar Nachfahrin des großen Zauberers Salazar Slytherin, jedoch verarmt und in der Zauber*innencommunity wenig angesehen, obendrein verwahrlost und unattraktiv. Nur durch einen Zaubertrank gelang es ihr, den gutaussehenden und wohlhabenden Vater zu verführen, welcher sie dann auch noch vor Geburt des gemeinsamen Kindes verließ. Verlassen und von ihrer rassistischen und gewalttätigen Herkunftsfamilie aufgrund der nicht standesgemäßen Schwangerschaft verstoßen, brachte sie den kleinen Tom in einem Muggel-Waisenhaus zur Welt, wo sie kurz nach der Geburt verstarb und Tom fortan aufwuchs. So bekommt Tom Angst, Scham und soziale Ausgrenzung als früheste Erfahrungen buchstäblich in die Wiege gelegt. Als Außenseiter und Sonderling, von den anderen, *normalen* Kindern ausgegrenzt und aufgrund der sich früh zeigenden magischen Fähigkeiten auch zunehmend gefürchtet, sucht Tom nach seiner sozialen Identität, kann aber weder in der heruntergekommenen, ehrlosen Mutter noch im Vater, welcher der von ihm bereits jetzt verhassten Muggel-Rasse angehört, selbstwertdienliche Identifikationsobjekte finden. Nach langer, verzweifelter Suche wird er schließlich bei seinem Urahn, dem legendären Salazar Sly-

9 *Muggel* (englisch: *Muggle*) werden in den Harry-Potter-Geschichten Menschen ohne Zauberkräfte genannt, welche von einigen rassistisch eingestellten Zauber*innen als minderwertig betrachtet werden.

therin fündig, adaptiert dessen rassistische Ideologie und baut sie zu einem faschistischen Terrorregime aus. In der Identifikation mit dem großen Namen werden die Kränkungs-, Scham- und Kleinheitsgefühle, welche durch die andersartigen Muggel-Kinder, die beiden Herkunftsfamilien und den aktuellen, eher liberalen Mainstream in der Zauber*innenwelt, der sich zwar in friedlicher Koexistenz mit den Muggeln befindet, aber auf Toms Familie herabgeschaut, induziert wurden, scheinbar neutralisiert. Das Bewusstsein, zu einer überlegenen Rasse und innerhalb derer auch noch zu einer altehrwürdigen Familie zu gehören, dient der Kompensation der so lange frustrierten Bedürfnisse nach Identitätssicherheit und Zugehörigkeit. Nach der Bindungstheorie weist Lord Voldemort einen unsicher-vermeidenden Bindungsstil (Ainsworth, 1985; Grossmann & Grossmann, 2003) auf. Durch das Fehlen jedweder positiver emotionaler Beziehungserfahrung fühlt er sich durch andere beständig mit Beschämung, Ausgrenzung, letztlich (psychischer) Vernichtung bedroht. Diese existenziellen Scham- und Angstgefühle müssen in einem Abwehrprozess kontinuierlich auf diejenigen projiziert und an ihnen aktiv handelnd ausagiert werden, die früher als Aggressor*innen erlebt wurden: Muggel und liberale Zauber*innen. Die Macht über das Leben, über das Denken und Fühlen anderer, wird zur einzig möglichen Beziehungsform, nach ihr zu streben die einzig mögliche Form psychischen Überlebens.

IV.II *Star Wars:* Darth Vader und die einfachen Lösungen

> »Wenn Ihr nicht auf meiner Seite steht, dann seid Ihr mein Feind!«
>
> *Anakin Skywalker/Darth Vader in* Star Wars: Episode III – Die Rache der Sith *(USA, 2005)*

Ein anderer dunkler Lord der Popkultur, der legendäre Darth Vader der *Star-Wars*-Saga von George Lucas, wächst unter dem Namen Anakin Skywalker zunächst unter etwas günstigeren Bedingungen auf als Tom Riddle. Wenngleich vaterlos und in Sklaverei lebend, hat er in den ersten neun Lebensjahren zumindest die Begleitung einer liebenden Mutter. Dann jedoch wird er durch die Jedi, einen spirituellen Ritterorden, rekrutiert, welche in ihm den Auserwählten erkannt zu haben glauben, der einer umstrittenen Prophezeiung zufolge den jahrhundertealten Konfessionskrieg zwischen der hellen und dunklen Seite der Macht[10] entscheiden soll. Er wird quasi ein Kindersoldat. Die Entschiedenheit, mit der die Jedi den jungen Anakin aus seinem alten Leben herausreißen, zeigt ein wesentliches, nicht unproblematisches Charakteristikum des Ordens: Sie sind vorbehaltlos davon überzeugt, auf der einzig richtigen Seite zu stehen. Zugegebenermaßen mit guten Argumenten: Humanismus, Rationalität und Kontemplation sind ehrbare Prinzipien. Dennoch: Der innere Konflikt Anakins, der sich, folgt er dem Ruf der mächtigen Jedi – und damit der vermeintlichen Selbstverwirklichung –, von seiner Mutter, der bis dahin wichtigsten, ja einzigen Bezugsperson in seinem Leben trennen muss, findet weder Berücksichtigung noch wenigstens Verständnis, das verängstigte Kind im Körper des machtbegabten Hoffnungsträgers erfährt keinen Halt. Bui et al. (2011) argumentieren, dass Anakin, mutmaßlich infolge des frühen Verlusts dieser zentralen Beziehung (die heimliche Hoffnung auf Wiedervereinigung wird zerstört, als die Mutter wenige Jahre später entführt und getötet wird), eine Borderline-Persönlichkeitsstörung entwickelt[11]. Zumindest scheint ein unsicher-ambivalenter Bindungsstil (Ainsworth, 1985; Großmann & Großmann, 2003) vorzuliegen, welcher zu intensiven Beziehungswünschen bei gleichzeitiger massiver Angst vor Verlassenwerden und Enttäuschung führt. So ist die Rekrutierung der erste Punkt in Anakins Leben, an welchem er von seinen Lehrer*innen und Bezugspersonen kein Verständnis für seine Ängste und seinen Wunsch nach liebevoller Bindung erfährt. Weitere werden folgen. Die Jedi-Meister*innen geben Anakin immer wieder zu verstehen, dass die Angst um seine Mutter, der Wunsch diese zu retten, die Liebe zu seiner späteren Frau, seine Sorge um diese und ihre Kinder, seine existenzielle Angst davor, ein zweites Mal die wichtigste Person in seinem Leben zu verlieren, unreif, falsch und verwerflich seien. Hier versagen die Jedi: Natürlich ist es die Pflicht gut ausgebildeter, saturierter und gesellschaftlich hoch angesehener Eliten (wie die Jedi), edle Werte

---

10 In der *Star-Wars*-Saga bezeichnet die *helle Seite der Macht* die Kräfte, welche für Demokratie und Menschenrechte eintreten, vertreten durch die Jedi. Die *dunkle Seite der Macht* ist eine radikale Ideologie, welche diktatorischen Alleinherrschaftsanspruch über die Galaxis erhebt. Sie wird vertreten durch den Krieger-Orden der Sith.

11 Es muss an dieser Stelle darauf hingewiesen werden, dass sich empirisch keine Hinweise auf einen kausalen Zusammenhang zwischen psychischer Krankheit und der Beteiligung an terroristischer Gewalt ergeben (Borum, 2010; Ruby, 2002).

und hohe moralische Ansprüche zu vertreten. Geschieht dies jedoch ohne Verständnis und Respekt für zutiefst menschliche Gefühle, Ängste und innere Konflikte (wie sie nicht nur den jungen, entwurzelten Anakin plagen), bleiben zu viele mit dem Gefühl allein, in diesem Wertesystem keine Heimat zu haben, von den selbstgefälligen Eliten beschämt und herabgewürdigt zu werden.

Auch bei Anakin finden sich demnach die Vulnerabilitätsfaktoren Kränkung, Identitätsunsicherheit und Isolationsgefühl. Die daraus resultierende Frustrations-Aggression bildet den Ansatzpunkt radikaler Ideologien, die Feindbilder als Projektionsfläche anbieten und die argumentative Basis für die schleichende Legitimierung extremistischer, gewaltsamer Lösungsvorschläge liefern (Borum, 2010; Horgan, 2008; Moghadam, 2005; Wiktorowicz, 2005). Nach Borum (2010) bieten radikale Ideologien zunächst die Umdeutung der subjektiven Lebensumstände von *nicht gut* in *nicht gerecht* an. Diese Ungerechtigkeit wird in der Folge externalisiert, indem die Verantwortung dafür global einer anderen Person oder Gruppe zugeschrieben wird *(es ist deine/eure Schuld)*, welcher, im dritten Schritt, absichtsvolles Handeln aus aggressiven Motiven unterstellt wird *(du bist/ihr seid böse)*. Moghadam (2005) wählt die Metapher des Aufstiegs durch ein Treppenhaus für den beschriebenen Radikalisierungsprozess: Auf jedem Absatz wird nach Ausgängen gesucht, nach Auswegen gleichsam aus der empfundenen Ungerechtigkeit und Unzufriedenheit. Werden diese nicht gefunden, bleibt nur der Aufstieg zum nächsten Absatz. Während Ausgänge neue Sichtweisen und Lösungen auf gleichbleibendem Ausmaß der Identifikation mit radikalen Einstellungen bedeuten, stellen die Stufen die immer weiter zunehmende Akzeptanz und schließlich Internalisierung der radikalen Erklärungs- und Lösungsansätze dar. Wiktorowicz (2005) beschreibt in Bezug auf radikalen Islamismus, dass infolge der genannten Vulnerabilitätsfaktoren zunächst eine allgemeine *kognitive Öffnung* im Sinne der passiven Suche nach alternativen Erklärungs- und Lösungsansätzen stattfindet. Gelingt es nun einer radikalen Ideologie, durch eine für das Individuum ansprechende Selbstinszenierung, überzeugende Antworten anzubieten, wird sich dieser interessiert zugewendet, sodass Kontaktaufnahme und Indoktrinierung möglich werden (*Person-Situation-Symmetrie*, Zick & Böckler, 2015). Hier wird deutlich, wie das Versagen der *hellen Seite der Macht* bei der Integration *dunkler* Gefühle, wie Angst, Scham, Egoismus und Verzweiflung, zum Einfallstor für radikale Verführer*innen wird. Wenn die Kräfte, die für Demokratie und Menschenrechte eintreten, die Ängstlichen und innerlich Zerrissenen nicht wahrhaft annehmen können, sondern nur umerziehen wollen, treiben sie diese der *dunklen Seite* mit ihren vereinfachenden Antworten direkt in die Arme. Im Falle Anakins ist dies der charismatische, weise auftretende Senator Palpatine, der in Wahrheit ein dunkler Sith-Lord ist. Als erste Autoritätsperson gibt er Anakin das Gefühl, dass seine Emotionen legitim seien, dass er sie gar verstehen könne und Anakin sich dieser nicht zu schämen brauche (in unsere Gegenwart versetzt könnte er auch sagen: »Das wird man ja wohl noch sagen dürfen«). Der zweite Schritt der Verführung Anakins für Palpatines Zwecke ist, dass er ihm eine vermeintliche, in Wahrheit aber unrealistische Lösung für seinen inneren Konflikt anbietet. Auf der dunklen Seite könne er beides haben: Macht, Ansehen und Selbstverwirklichung sowie den Schutz seiner großen Liebe – selbst über den Tod hinaus. Palpatine wählt somit eine auf Anakins Bedürfnisse zugeschnittene Inszenierung der Sith-Ideologie und legitimiert die von den Jedi zurückgewiesenen Motive: Verlustangst, Narzissmus und Bindungswünsche. »Radikalisierung […] liegt nahe, wenn die Inszenierung der Ideologie, die die Gewalt notwendig macht und zugleich legitimiert, zu den Personen, Gruppen und ihren Handlungen passt« (Zick & Böckler, 2015, S. 7). Das alles klingt für Anakin, der seine Angst und auch seinen Stolz so lange beschämt verbergen musste, wunderbar und er saugt jedes Wort auf. So beginnt die Indoktrinierung und Verwandlung des entwurzelten, bindungsunsicheren Anakin zum Extremisten Darth Vader. Doch es hätte anders kommen können. Darth Vader ist kein böser Mensch. Er ist einfach nur ein Mensch. Er möchte geliebt werden und verbunden sein. Erst mit seiner Mutter, dann mit seiner Frau Padme, schließlich mit seinem Sohn Luke. Das Entscheidende an seinem Wunsch, gemeinsam über die Galaxis zu herrschen, wie er ihn fast wortgleich sowohl Padme[12] als auch Luke[13] offenbart, ist die Gemeinsamkeit, nicht das Herrschen. Darum entscheidet er sich als junger Jedi für die dunkle Seite. Und darum wendet er sich schließlich gegen sie für einen letzten friedlichen Moment mit seinem Sohn[14].

12 *Star Wars: Episode III – Die Rache der Sith* (USA, 2005).

13 *Star Wars: Episode V – Das Imperium schlägt zurück* (USA, 1980).

14 *Star Wars: Episode VI – Die Rückkehr der Jedi-Ritter* (USA, 1983).

IV.III *The Walking Dead* und die Radikalisierung von Gruppen

> »Geht los, da ist die Tür. Ihr könnt es besser? Mal sehen, wie weit ihr kommt. Keiner will? Na schön, aber damit eins klar ist: Wenn ihr bleibt, ist das Ganze hier keine Demokratie mehr!«
>
> *Rick Grimes in* The Walking Dead, *Staffel 2, Episode 13: Die Mahd (USA, 2011)*

Bedürfnisse nach Identitätssicherheit, Zugehörigkeit, Sinnhaftigkeit und Verstehbarkeit führen generell dazu, dass sich Individuen zu Gruppen zusammenschließen, um gemeinsame Weltanschauungen und -interpretationen zu teilen, wobei nicht die tatsächliche, sondern vielmehr die wahrgenommene Ähnlichkeit der Gruppenmitglieder entscheidend ist (*Minimalgruppenparadigma*, Tajfel, 1970). Diese Gruppen müssen nicht radikal sein, sind es in den meisten Fällen nicht, können sich jedoch unter bestimmten Umständen radikalisieren. Wird, wie bereits beschrieben, Radikalisierung als Prozess der Übernahme extremer Überzeugungen, Gefühle und Verhaltensweisen, einhergehend mit zunehmender Gewaltbereitschaft, verstanden (vgl. McCauley & Mosalenko, 2008), so erfordert dies auf eine Gruppe bezogen eine Homogenisierung beziehungsweise die Eliminierung abweichender Meinungen und Einstellungen. Wie ebenfalls bereits beschrieben, ergibt sich aus der Theorie der sozialen Identität (Tajfel & Turner, 1986) sowie der Bindungstheorie (Bowlby, 1988) die existenzielle Angewiesenheit des Menschen auf Zugehörigkeit zu sozialen Gruppen. Insbesondere Individuen, welche aus privilegierten sozialen Gruppen subjektiv ausgeschlossen sind, sind anfälliger dafür, soziale Integration bei radikalen Gruppen mit tendenziell niederschwelligen Aufnahmekriterien (z. B. Nationalität oder Hautfarbe) zu suchen (Borum, 2010; Crenshaw, 1988; Hilmer et al., 2017). Hieraus kann sich eine wahrgenommene Alternativlosigkeit und mit dieser eine existenzielle Angewiesenheit auf die Mitgliedschaft in der entsprechenden Gruppe zur Sicherung von Selbstwert und Identität, selbst zu hohen sozialen und persönlichen Kosten, ergeben. Wie sich unter diesen Voraussetzungen eine Homogenisierung der Einstellungen in Gruppen, bis zur vollständigen Abschottung gegenüber alternativen Einstellungen, vollziehen kann, hat der Sozialpsychologe Irving Janis (1972) unter dem Begriff Gruppendenken

(Groupthink) beschrieben. Hierbei werden von Mitgliedern einer Gruppe die vorherrschenden Einstellungen zunehmend unhinterfragt übernommen. Von der Mehrheitsmeinung abweichende Sichtweisen werden als illoyal kritisiert oder schließlich, aus dem Bestreben weiterhin zur Gruppe zu gehören, gar nicht mehr geäußert. Dadurch wird die Abwägung von Handlungsalternativen eingeschränkt und die realistische Abschätzung von Handlungsfolgen erschwert. Somit führt Gruppendenken häufiger zu übereilten, irrationalen und in der vorweggenommenen Überidentifikation mit der Gruppenideologie auch radikaleren Entscheidungen. Dieser Effekt geht über die allgemeine Tendenz, Informationen entsprechend der eigenen Vorannahmen zu selektieren und zu interpretieren (*confirmation bias*, Wason, 1968) hinaus.[15] Begünstigende Faktoren für Gruppendenken sind eine soziale Abschottung der Gruppe, das Fehlen von offiziellen Regeln und Gesetzen, das Gefühl der Bedrohung durch Feinde von außen sowie dominante Anführer*innen (Janis, 1972).

In der TV-Serie *The Walking Dead*, welche die USA nach Ausbruch einer Zombie-Epidemie zeigt, haben sich die überlebenden Menschen zu kleinen Gruppen zusammengeschlossen, welche aufgrund der Gefahr durch marodierende Zombiehorden jeweils räumlich voneinander abgeschottet sind. Als Zuschauer*innen werden wir Zeuge, wie nach und nach Regeln und Gesetze der demokratischen Zivilisation außer Kraft gesetzt werden. Unter dem Eindruck der allgegenwärtigen Bedrohung, sowohl durch die Zombies als auch durch andere Menschengruppen im Streit um Zufluchtsorte und Ressourcen, etablieren sich in den meisten Menschengruppen dominante Anführer*innen, deren Meinungen und Forderungen sich die Gruppen immer wieder mehr oder weniger unkritisch anschließen, selbst wenn sie eigentlich nicht mit den Wertesystemen der einzelnen Individuen vereinbar sind. Wie sehr, auch unter realen Bedingungen, eine dominant auftretende Autoritätsperson die Bereitschaft zur Verletzung eigener moralischer Standards beeinflussen kann, konnte bereits Milgram (1963) in seinem einflussreichen Experiment zur Bereitschaft von Versuchspersonen, eine andere Person mit Elektroschocks zu bestrafen, zeigen. Möglich wird dies durch einen weiteren psychologischen Effekt: das Motiv

15 Dem kognitionspsychologischen *Bestätigungsfehler* (confirmation bias) wird zentrale Bedeutung für das aktuell vieldiskutierte Phänomen der sogenannten *Filterblasen* (filter bubbles), also der potenziellen Radikalisierung von Meinungen in sozialen Netzwerken, zugesprochen.

zur Reduktion *kognitiver Dissonanz* (Festinger, 1957). Als kognitive Dissonanz wird ein unangenehmer innerer Spannungszustand infolge der Unvereinbarkeit eigener Gedanken, Meinungen, Einstellungen und Absichten miteinander bezeichnet. Menschen versuchen dann unbewusst, durch Veränderung ihrer Gedanken oder Meinungen, diese wieder in Einklang zu bringen. So kommt es zum Beispiel dazu, dass Menschen, die der anderen Gruppe angehören, als gefährlich, unehrlich oder sogar unmenschlich vorverurteilt werden, um die Entscheidung zu rechtfertigen, sie aus Angst oder zum Schutz der eigenen Ressourcen zu töten. Die Reduktion kognitiver Dissonanz kann als Prinzip hinter Phänomenen wie Dehumanisierung, Opferabwertung und der Selbstdefinition als Opfer mit dem Recht zur Selbstverteidigung gesehen werden, welche für radikale Ideologien oft zentral sind (vgl. Haase, 2014; Zick et al., 2011). So geht die Gefahr in *The Walking Dead* in den meisten Fällen sehr viel weniger von den Zombies – die in *The Walking Dead* Beißer genannt werden – aus als von den Menschen untereinander. Die Lösung für dieses Problem könnte, so postuliert es die sozialpsychologische *Kontakthypothese* (Allport, 1954), in der gegenseitigen Annäherung und Kooperation der Gruppen bestehen: Wenn zwei Gruppen, die sich zunächst misstrauisch oder feindlich gegenüberstehen, gemeinsam an einem Ziel arbeiten, sich dabei als gleichwertig betrachten und die Kooperation von den jeweiligen Autoritäten gefördert wird, können Vorurteile und Ängste zwischen den Gruppen abgebaut werden (Sherif et al., 1961). Doch bis das geschieht, bleibt der Mensch dem Menschen ein Beißer.

V Popkultur – Risiken und Nebenwirkungen

Meine bisherigen Ausführungen in diesem Buch sind zugegebenermaßen eine optimistische, vielleicht in Teilen idealistische Würdigung moderner popkultureller Narrative als verbindendes Medium, das Verstehen und Verständnis ermöglicht, als hilfreiche Identifikationsfläche und als unermessliche Schatztruhe kraftvoller, positiver Bilder und Metaphern. Ich erlebe diesen Zugang zu Popkultur als große Bereicherung für die psychotherapeutische Arbeit und dieses Buch ist der Versuch, genau das zu vermitteln und Lust auf das eigene Ausprobieren und Weiterentwickeln dieses Ansatzes zu machen. Gleichwohl soll nicht der Eindruck erweckt werden, popkulturelle Erzeugnisse und ihre Wirkungen auf die Rezipient*innen seien grundsätzlich nur positiv zu sehen oder sollten unkritisch behandelt werden. Selbstverständlich bringt Popkultur, wie jede Art des Medienkonsums, Risiken mit sich. Zum Teil beziehen sich Warnungen und Kritik auf grundsätzliche Mechanismen im Zusammenhang mit dem Konsum der sogenannten neuen Medien: Immer einfachere und allgegenwärtige Möglichkeiten des Eskapismus bringen die Gefahr von Problemflucht und Vereinsamung mit sich, die pathologische Ausmaße annehmen können. Die meisten online genutzten Medien – ob Games, soziale Netzwerke oder Streamingdienste – bringen stärker als frühere Popkultur ausgefeilte Mechanismen der Aufmerksamkeitsbindung und intermittierenden Verstärkung zum Einsatz, deren ernst zu nehmendes Suchtpotenzial inzwischen erkannt wurde, was unter anderem zur Aufnahme der *Gaming Disorder*, also des suchthaften digitalen Spielens, in den internationalen Katalog zur Klassifikation psychischer Störungen geführt hat (WHO, 2018). Diese grundsätzlichen Probleme digitaler Medien sind ernst zu nehmen, werden intensiv beforscht und teils prominent öffentlich diskutiert (Spitzer, 2015, 2018), sodass es den Rahmen dieses Buches sprengen würde, den Forschungsstand hier zu referieren und die unterschiedlichen Positionen darzulegen.

Auch der Einsatz von Popkulturreferenzen in der Psychotherapie bringt, wie jede Interventionsform, Risiken und potenziell unerwünschte Nebenwirkungen mit sich. Keine fiktionale Figur ist eindeutig definiert, sodass eine vorschnelle und generell eine zu starke beziehungsweise zu unkritische Identifikation vermieden werden sollte, da immer auch unerwünschte, gegebenenfalls pathogene Identifikations- und Übertragungsaspekte entstehen können. Eine amerikanische Studie (Coyne et al., 2017) zeigt, dass die Identifikation mit Comicsuperheld*innen bei Vorschulkindern mit mehr körperlicher Aggression, aber nicht mit prosozialem oder beschützendem Verhalten einhergeht, was so interpretiert werden kann, dass die Kinder sich mit dem Modell der körperlich Gewalt ausübenden Superheld*innen identifizieren, ohne aber die intendierte Botschaft, Gewalt nur als Mittel zum Schutz von Gerechtigkeit und Schwächeren zu legitimieren, zu verinnerlichen. Gerade bei den teils über viele Jahre laufenden modernen Serien sollte überdies berücksichtigt werden, dass diese zum Zeitpunkt einer möglichen Thematisierung in der Psychotherapie eventuell noch nicht abschließend erzählt oder gesehen worden sind. Der bereits an anderer Stelle erwähnte traumatisierte Soldat aus *Star Trek: Discovery* (2017) überwindet seine Traumatisierung nicht.[16] Die Identifikation mit dem Aggressor bleibt so stark, dass er sich zum Ende der Staffel gar der Täterin anschließt und sein früheres, unterstützendes Umfeld hinter sich lässt. Es wird angedeutet, dass seine ursprüngliche Persönlichkeit durch die Traumatisierung fast restlos ausgelöscht wurde. Anhand dieses Beispiels wird deutlich, dass eine zu starke, zu unkritische Identifikation mit einzelnen Figuren riskant wäre. Der metaphorische Charakter der Identifikation muss für Patient*innen greifbar bleiben, um gegebenenfalls die Distanzierung und Externalisierung unzutreffender oder gar schädlicher Anteile der Figur zu ermöglichen. Therapeut*innen sollten potenziell kritische Aspekte eines Charakters oder Narrativs reflektieren und explizit formulieren, um sie der bewussten Reflexion in der Therapie zugänglich zu machen.

Dann wiederum gibt es Stoffe, denen wir als Psychotherapeut*innen zunächst eher unfreiwillig begegnen, weil ihre Popularität in bestimmten Zielgruppen sie gleichsam unausweichlich macht, und die uns auf Anhieb skeptisch machen und besorgen. Gerade hier wäre, aufgrund des ohnehin hohen Identifikationspotenzials, aber ein pauschales Zurückweisen oder Abwerten durch die Therapeut*in kontraindiziert. Vielmehr sollte in diesen Fällen

16 So zumindest der Stand am Ende der ersten Staffel.

besonders sorgfältig die individuelle Rezeptionserfahrung und subjektive Bedeutung für unsere Patient*innen mit diesen herausgearbeitet und dann, durchaus auch kritisch, reflektiert und bearbeitet werden. Auf zwei Beispiele für diese Art von Popkultur möchte ich im Folgenden näher eingehen.

V.I *Germany's Next Topmodel:* Ganz lecker, aber ziemlich fad[17]

Manche popkulturellen Stoffe und Protagonist*innen können unrealistische und unkritisch idealisierte Darstellungen von Körperbildern, Geschlechtsrollen, Leistungs- und Verhaltensnormen vermitteln, welche insbesondere, aber keineswegs ausschließlich, junge Rezipient*innen unter massiven Druck setzen und zu gravierenden Selbstwertproblemen führen können, was wiederum erhebliche Einschränkungen der Lebenszufriedenheit und psychischen Gesundheit nach sich ziehen kann. Noch 2006 kommt Götz für Kindersendungen im deutschen Fernsehen zu dem verheerenden Fazit: »Mädchen- und Frauenfiguren sind klar unterrepräsentiert und stereotypisiert. Neben der hilflosen Blonden findet sich überproportional häufig die egozentrische Rothaarige« (S. 4). Sehr eindrücklich, oder besser gesagt bedrückend, ist im Hinblick auf Geschlechtsrollenstereotype und Körperbilder auch das Ergebnis einer deutschen Studie (Götz et al., 2015), in welcher 39 Prozent der wegen einer Essstörung behandelten Frauen und Mädchen angaben, dass die Reality-Show *Germany's Next Topmodel (GNTM)* einen starken Einfluss auf ihre Pathologie hatte, weil sie unrealistische Körperideale vermittle und diese als höchsten Wert darstelle: »Weil man gerne so aussehen würde, wie die Models, und dann abnimmt und dann in die Krankheit reingerät« (16-jährige Patientin mit Anorexia nervosa, zitiert nach Götz et al., 2015, S. 65). Bei *GNTM* treten junge Frauen in einen mehrere Wochen dauernden Wettbewerb um den Titel Germany's Next Topmodel und werden dabei von einer Jury, der das bekannte Model Heidi Klum vorsitzt, die als Gesicht der Sendung wahrgenommen wird, beurteilt. Dass die Kandidatinnen unterschiedliche Charaktere verkörpern und auch in scheinbar privaten, oft emotionalen

17 »Du bist wie eine mäßige Mahlzeit: Ganz lecker, aber ziemlich fad«, ist ein populäres Zitat von Moderatorin Heidi Klum über eine Kandidatin aus der Sendung *GNTM*, Staffel 3 (2008).

Situationen gezeigt werden, lässt sie auf die jungen Zuschauer*innen authentisch wirken und erhöht das Identifikationspotenzial. Grundsätzlich ist vor allem die Darstellung von Frauen in der Popkultur oft bedenklich im Hinblick auf Körperbilder und Körperideale. Selbst charakterlich starke und differenzierte Frauenfiguren werden meist von jungen und sehr schlanken Schauspielerinnen verkörpert, zum Beispiel Jessica Jones aus der gleichnamigen Netflix-Serie (USA, seit 2015), Rey aus der letzten *Star-Wars*-Trilogie (USA, 2015–2019) oder Daenerys aus *Game of Thrones* (USA, 2011–2019). Die positive Identifikation, das heißt der Wunsch, so zu sein oder auszusehen wie eine weibliche TV-Figur, geht tendenziell mit stärkerer Kontrolle des eigenen Gewichts und verstärkter Scham in Bezug auf den eigenen Körper einher (Greenwood, 2009). *GNTM* scheint hier aber, aufgrund der außergewöhnlich großen Popularität in der besonders vulnerablen Zielgruppe der jugendlichen Mädchen und jungen Frauen (etwa 40 Prozent Marktanteil in dieser Gruppe, Götz et al., 2015) und der auch expliziten Fokussierung auf äußerliche Schönheit und ein unkritisches Schlankheitsideal, eine besondere Rolle zu spielen. 83 Prozent der Befragten in der Studie von Götz et al. (2015) nannten auf die offene Frage, ob es eine Sendung gebe, die das Schönheitsideal der Gesellschaft widerspiegele, *GNTM*. In einer anderen Befragung gaben 75 Prozent der Zuschauerinnen an, sich am Tag nach der Ausstrahlung mit Freund*innen über *GNTM* zu unterhalten (Götz & Gather, 2013). Das Narrativ der Sendung stellt die Entwicklung der Kandidatinnen hin zu mehr charakterlicher Reife und Professionalität in den Mittelpunkt, welche dann mit Ruhm und Ehre einer guten Platzierung – und den damit in Verbindung gebrachten Karrieremöglichkeiten – belohnt wird. Dieses Heldenreisenarrativ spricht Jugendliche und junge Erwachsene besonders an, da sie sich selbst im Prozess der Individuation und Identitätsdefinition befinden. Theoretisch ließen sich auch in *GNTM* konstruktiv wirksame, ressourcenorientierte Anknüpfungspunkte ausmachen: Vertrauen in die eigenen Erfolgschancen und Mut zur Selbstbehauptung unter Druck, Bewusstheit individueller Stärken und Stolz auf positiv erlebte Selbstaspekte, das Finden und Bewahren eigener Identität unter Konformitätsdruck und Konkurrenz etc. Die potenzielle Gefahr von *GNTM* besteht indes darin, dass das Narrativ der Sendung so gedeutet und verstanden werden kann – und ausgehend von den oben genannten Befunden auch überwiegend so verstanden wird –, als sei die Lösung dieser hochkomplexen Individuationsaufgaben letztlich doch eindimensional und vergleichsweise einfach: dünn/schön/

sexy zu sein. Dass die Wahrnehmung bestimmter Aspekte des eigenen Lebens durch medial vermittelte Bilder beeinflusst werden kann, wird teilweise auch durch Befunde aus anderen Bereichen gestützt. So konnte eine österreichische Studie (Till et al., 2006) zeigen, dass Personen, die viel fernsehen, eher glauben, dass es in Österreich noch die Todesstrafe gebe (die tatsächlich 1968 abgeschafft wurde), also quasi mit dem durch das Fernsehen gezeigten US-Justizsystem besser vertraut sind als mit der Verfassung ihres eigenen Heimatlandes. Dagegen lässt sich der sogenannte *CSI-Effekt*, die Annahme, dass sich Verbrecher*innen durch Krimiserien effizientere kriminelle Methoden abschauen könnten, oder auch, dass Geschworene durch moderne Krimiserien die Beweiskraft von DNA-Analysen überschätzen könnten, empirisch eher nicht bestätigen (Baranowski & Hecht, 2015). Angesichts der deutlichen Hinweise auf eine potenziell pathogene Wirkung des Formats *GNTM* kann die Reaktion des ausstrahlenden Senders ProSieben auf die in der Studie geäußerte Kritik an seiner extrem erfolgreichen Show nur als zynisch bezeichnet werden: Übergewicht sei das viel größere gesellschaftliche Problem als Anorexia nervosa, und die Sendung propagiere Gesundheit, indem sie daran appelliere, sich bewusst zu ernähren und Sport zu treiben (FAZ, 2015).

Ich spreche seit Jahren immer wieder mit Schulklassen über Essstörungen und medial vermittelte Körperbilder, und das bereits seit 2006 ausgestrahlte *GNTM* dient dabei als prominentes und anschauliches Beispiel. Meinem Eindruck nach kennen alle Jugendlichen die Show, viele Jungen und so gut wie alle Mädchen haben sie schon gesehen, ein erheblicher Anteil der Mädchen schaut sie regelmäßig. Meine persönliche klinische Erfahrung ist, dass weibliche Patientinnen mit starken körperbezogenen Selbstwertproblemen oder manifesten Essstörungen tatsächlich nicht selten eine teils erhebliche Beeinflussung durch *GNTM* berichten, allerdings meist erst auf konkrete Nachfrage, weshalb ich auch dazu rate, diese Patientinnen direkt nach ihrer Rezeptionserfahrung mit der Show zu fragen. Dann ist bisweilen tatsächlich eine konstruktive Auseinandersetzung mit den zugrundliegenden Entwicklungsthemen Selbstwerdung, Konkurrenz, Anerkennung, Liebenswürdigkeit und Geschlechtsrolle möglich. Sofern es sich um Patientinnen mit manifesten Essstörungen handelt, halte ich es aber für sehr wichtig, dabei auch die beschriebenen, potenziell destruktiven Aspekte der Inszenierung deutlich zu benennen und immer wieder darauf zu rekurrieren, um der oft hartnäckigen, in Teilen unbewussten Idealisierung des propagierten Schönheitsideals beständig entgegenzutreten. *GNTM* unterscheidet sich insofern von noch deutlicher destruktiven medialen Einflüssen, wie *Pro-Ana-* oder *thinspiration-*Accounts in sozialen Netzwerken, als letztere meist erst in einem fortgeschritteneren, bereits pathologischen Stadium aktiv aufgesucht werden, während *GNTM* aufgrund der starken Verbreitung die meisten Mädchen schon vor Beginn einer möglichen manifesten Essproblematik begleitet und daher oft erst im Nachhinein als mitpathogen wahrgenommen werden kann. Wie eine meiner jugendlichen Patientinnen es ausdrückte:

> »Wir haben das immer zusammen geschaut mit meiner Mutter und meiner Schwester. Wir haben immer diskutiert, welche am besten aussieht oder die beste Ausstrahlung hat und so. Wenn es Gezicke gab und Heidi die dann runtergemacht hat, haben wir das irgendwie voll gefeiert. Aber trotzdem wollte ich eigentlich immer so aussehen wie die. Später, als das dann mit dem Selbsthass angefangen hat, habe ich gedacht, dann kann ich wenigstens so aussehen, das ist dann wenigstens was Gutes.«

Psychotherapeutisch lässt sich diese Aussage aber nicht nur als Bericht über die Rezeptionserfahrung einer objektifizierenden und letztlich misogynen Show verstehen, sondern auch als Selbstoffenbarung existenzieller Bedürfnisse nach Bindung und Anerkennung. Damit wiederum lässt sich dann hervorragend arbeiten.

V.II *Tote Mädchen lügen nicht:* Die Leiden der jungen Hannah

Eine andere Sendung, mit der ich in der psychotherapeutischen Praxis bis heute vermehrt zu tun habe, ist die Netflix-Serie *Tote Mädchen lügen nicht* (Originaltitel: *13 Reasons Why*, USA, 2017–2020). Als die erste Staffel im April 2017 auf Netflix erschien, war diese bereits berüchtigt und auch in der kinder- und jugendpsychiatrischen Institutsambulanz, die ich zu dem Zeitpunkt leitete, bald Thema. Zentrales Ereignis der Serie ist der Suizid der 17-jährigen Schülerin Hannah. Auf zwei Zeitebenen werden in der ersten Staffel der Serie die Auswirkungen ihres Suizids auf Mitschüler*innen, Eltern und Lehrer*innen sowie in Rückblenden die Ereignisse, die dazu geführt zu haben scheinen, erzählt. Die Suizidhandlung selbst, wie auch mehrere sexuelle Übergriffe, werden in quälend langen Einstellungen explizit gezeigt. Besondere Dramatik entwickelt sich aus der Tatsache, dass Hannah vor ihrem Suizid 13 Audiokassetten besprochen hat, auf welchen sie jeweils ein Ereignis schildert, das zur Verschlechterung ihrer emotionalen Verfassung und damit letztlich ihrer Suizidalität beigetragen hat. Die Kassetten machen die Runde unter den Mitschüler*innen und so kommt es zu Schuldgefühlen, Vorwürfen, weiteren Konflikten und letztlich einem weiteren Suizidversuch. Bevor ich weiter auf die hochproblematischen Aspekte der Serie eingehe, sei vorab einmal festgehalten, dass *Tote Mädchen lügen nicht*, als modernes Coming-of-Age-Drama, in vielerlei Hinsicht sehr gut gelungen ist. Die Serie ist spannend und zeigt interessante jugendliche Charaktere, die differenziert und nachvollziehbar psychologisch gezeichnet sind und sich stark entwickeln dürfen. Wichtige Themen wie Mobbing, sexuelle Gewalt in allen, auch den oft verharmlosten Formen, die Gnadenlosigkeit sozialer Gruppenprozesse und die Subjektivität im Erleben all dessen werden mutig aufgegriffen und konsequent erzählt. Die Serienschöpfer*innen zeigen hier ein großes Verständnis psychologischer Prozesse, vor allem der Adoleszenz, und die Bereitschaft, auch sperrige, aber umso wichtigere Themen zu behandeln. Die jugendlichen Charaktere sind einerseits intellektuell so reif, meistern so viele Herausforderungen ihres Lebens mit bewundernswertem Mut und Durchhaltevermögen und sind andererseits so unsicher bezüglich ihrer Identität, so ausgeliefert den sozialen Zuschreibungen und so überfordert mit der Einordnung und Regulation ihrer starken Emotionen, wie Jugendliche eben sind. Wer das Glück hatte, niemals im Leben Opfer von Mobbing oder anderen Übergriffen geworden zu sein und keine schweren Identitätskrisen erlebt hat, mag eine Geschichte wie die von Hannah, die sich aus Verzweiflung über ihre Identitätsunsicherheit und das Unrecht, das ihr angetan wurde, letztlich suizidiert, für übertrieben halten. Das ist sie aber nicht! Genauso fühlen sich unzählige Jugendliche und auch Erwachsene, und manche von ihnen suizidieren sich. Erik Erikson (1966) beschreibt in seinem bekannten *Stufenmodell der psychosozialen Entwicklung* die Identitätsfindung als zentrale Entwicklungsaufgabe des Jugendalters. Wenngleich sich die Identität das ganze Leben lang weiterentwickelt, spielen Fragen wie »Wer bin ich?«, »Wohin gehöre ich?«, »Was macht mich einzigartig/liebenswert?« und so weiter im Jugendalter eine besonders große Rolle, was viele Jugendliche besonders verletzbar durch soziale Bewertungen und beinflussbar durch sozialen Druck Gleichaltriger macht. Wird die Entwicklungsaufgabe der Identitätsfindung hinreichend gut gelöst, wird dies im Alter besser (wenngleich es nie ganz aufhört). Mobbing, Ausgrenzung und

Gewalt jedoch erschweren es, eine stabile und sichere Identität zu entwickeln, da das eigene *So-Sein* immer wieder brutal infrage gestellt und abgewertet wird. Das alles wird in *Tote Mädchen lügen nicht* in einer selten zuvor so gelungenen Weise erzählt.

Und dennoch hätte, wie wir heute wissen, die erste Staffel der Serie so nicht gesendet werden dürfen. Von Beginn an erntete die Serie Kritik vonseiten psychotherapeutischer, kinder- und jugendpsychiatrischer und pädagogischer Kolleg*innen und Fachgesellschaften. Es wurde befürchtet, dass die Darstellung von Hannahs Suizid und vor allem von dessen Auswirkungen auf die Mitschüler*innen suizidgefährdete Menschen zur Nachahmung animieren könnte. Als Psychotherapeut*innen wissen wir, dass dies möglich ist (Pirkis & Blood, 2010). So gab es beispielsweise in den Tagen nach dem medial stark rezipierten Suizid des Fußballnationalspielers Robert Enke 2009 einen Anstieg an Suiziden nach ähnlichem Muster (Fiedler & Schmidtke, 2010). Wir bezeichnen dieses Animiertwerden zur Durchführung eigener suizidaler Handlungen bei ohnehin aktuell zur Suizidalität tendierenden Personen infolge der öffentlichkeitswirksamen Darstellung von Suiziden als *Werther-Effekt*, benannt nach der ersten bekannten medial ausgelösten Suizidwelle infolge des Erscheinens von Goethes Roman *Die Leiden des jungen Werther* (1774), in welchem sich der Protagonist aus Liebeskummer suizidiert. Dieser Werther-Effekt ist besonders stark, wenn die fiktionale Darstellung oder mediale Berichterstattung von Suiziden emotionalisiert, detailreich, verherrlichend oder romantisierend ist und die Persönlichkeit und ihre individuellen Beweggründe intensiv zu analysieren versucht (Fiedler & Schmidtke, 2010). Es besteht das Risiko, einem Suizid große, als positiv erlebte Aufmerksamkeit zuteilwerden zu lassen und damit die Fantasie zu befördern, diese im Falle einer Nachahmung auch zu bekommen. Die Deutsche Gesellschaft für Suizidprävention hat daher Empfehlungen für die mediale Berichterstattung über Suizide veröffentlicht (ebd.). Neben der Tatsache, dass Hannahs Suizid und die Aufnahme und Verbreitung der Kassetten in *Tote Mädchen lügen nicht* als hoch rationale, genial orchestrierte, mutige und damit geradezu bewundernswerte Taten dargestellt werden, ist an der ersten Staffel der Serie vor allem problematisch, dass uns intensiv der Eindruck vermittelt wird, dass Hannah, obwohl sie zum Zeitpunkt der Serienhandlung bereits tot ist, noch sehr direkt am Leben der übrigen Protagonist*innen teilnimmt. Dadurch, dass sie das Geschehen kommentiert, den anderen via Kassette beziehungsweise Stimme aus dem Off Anweisungen gibt und dabei häufig deren Gedanken und Reaktionen in fast hellseherischer Weise antizipiert, wirkt es auf uns, als könne Hannah die Reaktionen der anderen auf ihren Suizid, die Trauer, die Ratlosigkeit, die Scham- und Schuldgefühle noch miterleben, ja, genießen. So als würde ihr endlich Gerechtigkeit und Genugtuung zuteil. Fantasien darüber, dass der eigene Suizid andere dazu bringen könne, ihr Handeln zu bereuen, endlich zu erkennen, was sie der Suizident*in angetan haben, oder sich einfach nur stärker als zuvor der Bedeutung der verstorbenen Person für das eigene Leben bewusst zu werden, können die Handlungsimpulse bei suizidalen Gedanken verstärken. Ein weiteres bei suizidalen Menschen häufig vorkommendes Gefühl, das sich auch auf Hannahs Entscheidung auswirkt, ist die Wahrnehmung, dass der eigene Tod eine Erleichterung oder Befreiung für die anderen, also die Menschen im persönlichen Umfeld, paradoxerweise besonders die nahestehenden, sei. Das ist jedoch niemals der Fall. Die klinische Erfahrung zeigt, dass durch einen Suizid gravierende Belastungen, nicht selten bis hin zu ernsthaften psychischen Problemen, bei einer Vielzahl von nahestehenden Personen ausgelöst werden, in einigen Fällen können diese selbst suizidale Gedanken entwickeln. Teilweise wird dies in der Serie sogar gezeigt, vor allem an Hannahs Eltern, deren Leid unerträglich scheint und offenbar nicht abklingt. Auch an ihrem Mitschüler Alex werden die dramatischen Auswirkungen von Hannahs Suizid deutlich, indem er, von Schuldgefühlen geplagt, schließlich selbst einen Suizidversuch unternimmt. Der männliche Protagonist, und damit eine der Hauptidentifikationsfiguren, Clay, hingegen scheint am Ende der ersten Staffel entlastet, vermutlich weil er das Gefühl hat, das Richtige getan und eine Art Gerechtigkeit für Hannah hergestellt zu haben, indem er auf das Unrecht, das ihr durch einige Mitschüler*innen wiederfahren ist, aufmerksam gemacht hat. Diese Möglichkeit allerdings besteht in der Realität selten, und selbst wenn sie gegeben ist, kann die verstorbene Person daran nicht mehr teilhaben, anders als es in *Tote Mädchen lügen nicht* durch die ständige Präsenz von Hannah in Rückblenden und Clays Erinnerung, an der wir als Zuschauer*innen teilhaben, den Anschein erweckt. Insgesamt macht die erste Staffel der Serie viel zu wenig deutlich, dass Hannah zu Lebzeiten Hilfe hätte bekommen können. Das einzige professionelle Hilfsangebot, das in der Serie gezeigt wird, ist ein heillos überforderter Vertrauenslehrer.

Tatsächlich ließ sich empirisch zeigen, dass nach der Veröffentlichung der ersten Staffel von *Tote Mädchen lügen nicht* sowohl die Google-Suchanfragen zum Thema Suizid und zu möglichen Suizidmethoden (Ayers et al., 2017) als auch die Zahl der vollendeten Suizide unter Zehn- bis 17-Jährigen in den USA (Bridge et al., 2019) signifikant anstiegen. Das beweist zwar keinen Werther-Effekt, legt ihn jedoch nahe. Dass der ausstrahlende Streamingdienst Netflix im Juli 2019 ankündigte, die explizite Suizidszene nachträglich aus der Serie zu löschen (Goldberg, 2019), zeugt zwar von gutem Willen, geht aber am eigentlichen Problem des beschriebenen hohen positiven Identifikationspotenzials mit Hannah und ihren Handlungen vorbei. So sehr man also als aktuell emotional stabile Person Freude an dieser in vielen Aspekten gelungenen Serie haben kann, daran, diesen Jugendlichen durch ihre Geschichte von Identitätssuche, Persönlichkeitsentwicklung, Schmerz, Trauer, Scham, Schuld, Sühne und Genugtuung zu folgen, überwiegt in der Gesamtbewertung doch die klar absehbare und damit zu leichtfertig in Kauf genommene Möglichkeit, dass Hannahs Überlegungen und Handlungen ein hohes Identifikations- und Nachahmungspotenzial haben, zumal sich in Zeiten von Video-on-Demand-Streaming noch weniger als zuvor sicherstellen lässt, dass potenziell gefährliche Stoffe nicht von der falschen Person zum falschen Zeitpunkt in ihrem Leben angesehen werden. Darum, auch wenn es schade gewesen wäre, hätte Netflix die erste Staffel von *Tote Mädchen lügen nicht* in dieser Form lieber nicht zeigen sollen.

In den weiteren Staffeln der Serie wurde das Bemühen deutlich, einige der vielfach kritisierten Fehler der ersten Staffel nicht zu wiederholen. Hannahs Suizid wird nun wesentlich kritischer und differenzierter betrachtet. Sie selbst wird nicht mehr posthum zur idealisierten Hauptidentifikationsfigur stilisiert, ihre Ratlosigkeit, Unzulänglichkeit, Überforderung und auch ihr jugendlicher Egozentrismus werden in den Rückblenden deutlicher. Die Staffeln werden nicht mehr aus ihrer Perspektive erzählt. Ein sehr wichtiger Unterschied zur ersten Staffel besteht außerdem darin, dass Auswege aus vielen schwierigen und manchmal zunächst ausweglos erscheinenden Situationen aufgezeigt werden: Hannahs ehemalige Mitschüler*innen und Freund*innen kämpfen aktiv mit Drogenabhängigkeit, sexueller Traumatisierung, Depressionen, Selbstverletzung, Suizidalität, Mobbing und Aggression. Die Serie macht an diesen Beispielen deutlich, dass es immer Möglichkeiten gibt, auch in schwierigsten Lebenssituationen Hilfe zu bekommen und Verbesserungen zu erreichen. Gleichzeitig verfällt die Serie dabei nicht in Beschönigung oder Verharmlosung: Der Weg ist steinig, von Rückschlägen und Verzweiflung begleitet und, ja, er kann auch scheitern. Aber alleine die Darstellung unterschiedlichster Möglichkeiten, von professioneller psychotherapeutischer Behandlung, Selbsthilfegruppen, Anti-Aggressions-Trainings, bis zum Beistand durch Freund*innen und Eltern, ermöglicht gerade jugendlichen Zuschauer*innen eine wesentlich differenziertere und auch realitätsnähere Sicht auf den Umgang mit persönlichen, sozialen und psychischen Problemen. Während die erste Staffel also hinsichtlich Suizidprävention so ziemlich alles falsch gemacht hat, wird in den weiteren Staffeln von Lösungsmöglichkeiten und konstruktiven Alternativen zum Suizid berichtet, was wiederum Zuschauer*innen, die selbst von suizidalen Gedanken betroffen sind, Hoffnung machen und dazu anregen kann, sich Hilfe zu suchen.

Als Psychotherapeut*innen ist für uns, neben der grundsätzlichen Einschätzung von salutogenen und pathogenen Wirkungen, wie ich sie hier bezüglich *Tote Mädchen lügen nicht* versucht habe zu reflektieren, immer auch und vor allem die subjektive Bedeutung einer Geschichte für unsere Patient*innen, und zwar für jeden Einzelfall individuell, zu explorieren und diesbezüglich so offen und wertungsfrei zu sein, dass es der Patient*in möglich wird, ihre eigenen Gefühle, Identifikationen und Assoziationen möglichst unselektiert einzubringen und damit der gemeinsamen therapeutischen Analyse zugänglich zu machen. Gerade bei potenziell gefährlichen Stoffen wie *Tote Mädchen lügen nicht* (oder auch *Germany's next Topmodel*) kann das schwerfallen. Natürlich zieht die Serie, auch aufgrund der Kontroverse, gerade auch Patient*innen mit ähnlichen Erfahrungen von Mobbing, sexueller Gewalt, Autoaggression und Suizidalität besonders an. Zum Beispiel Sophie, eine 17-jährige Patientin mit schweren, langjährigen sexuellen Missbrauchserfahrungen in der Kindheit und erheblichen Selbstwert- und Beziehungsproblemen, die immer wieder zu erheblicher Selbstverletzung und Suizidalität führten. Als sie mir eines Tages berichtete, dass sie sich nun entschlossen hatte, die zu diesem Zeitpunkt schon sehr bekannte und als potenziell triggernd berüchtigte Serie zu schauen, und auch schon einige Folgen der ersten Staffel gesehen habe, hatte ich zunächst kein gutes Gefühl. Ich bemühe mich in solchen Fällen aber dennoch, beide psychotherapeutischen Perspektiven einzubringen und zunächst einmal vor allem Sophies Rezeptionserfahrung viel Raum zu geben und meine eigenen Wertungen noch zurückzuhalten. Ihr gefiel die realistische Darstellung der Jugendlichen und der sozialen Gruppenprozesse und dass sie sich mit Figuren identifizieren konnte, die nicht »die Coolen« waren, wie in anderen Teenagerserien. Sie fand es gut, dass thematisiert werde, dass Mobbing schon sehr subtil anfange und meist von Außenstehenden nicht bemerkt oder nicht ernst genommen werde – eine Erfahrung, die sie selbst in ihrer Schulzeit auch gemacht hatte. Ich denke, dass es meine Glaubwürdigkeit hinsichtlich meiner später geäußerten kritischen Gedanken steigerte, dass ich hier erst einmal authentisch mitgehen und Sophies positive Rezeptionserfahrung validieren konnte. Wir diskutierten ausführlich über Hannah und die kleinen und großen Belastungen, denen sie als sensibler Teenager, der einerseits dazugehören, andererseits auch zu seinen eigenen Überzeugungen stehen will, ausgesetzt ist. Auf diese Weise versuchte ich auf der Handlungsebene, Sophie eine positive therapeutische Beziehungserfahrung zu ermöglichen und damit bereits implizit ein Gegenmodell zu Hannahs Erleben in der Serie, keine Hilfe bekommen und annehmen zu können, spürbar werden zu lassen. Auf dieser Basis hoffte ich, meine kritischen Anmerkungen und meine Besorgnis um die möglichen Auswirkungen der Serie auf Sophie so vermitteln zu können, dass sie von ihr nicht pauschal, autoritär oder belehrend wahrgenommen würden – denn das kommt, insbesondere bei Jugendlichen, selten gut an. Ich hielt das in diesem Fall für besonders wichtig, da alleine die Mitteilung an mich, dass sie, als potenziell suizidale Patientin, sich die Serie ansehen wolle, als ein unbewusster Beziehungstest verstanden werden kann, ob ich sie als autonomes Gegenüber erst nehmen oder in Form von Belehrungen oder »Verboten« entwertend oder übergriffig werden würde, wie sie es von Erwachsenen häufig – und massiv in der Missbrauchssituation – erlebt hatte. Als ich schließlich mit Sophie darüber sprach, dass ich die starke emotionale Präsenz von Hannah und die späte Genugtuung, die ihr zuteil zu werden scheint, für trügerisch und gefährlich und einige Szenen für besonders schwer erträglich und – gerade auch für sie – potenziell triggernd hielt, konnte sie das nachvollziehen und annehmen und es bestärkte sie in der Überlegung, die sie ohnehin schon angestellt hatte, sich die beiden explizitesten und umstrittensten Szenen tatsächlich nicht anzusehen (diese Möglichkeit ist dann wiederum ein Vorteil moderner Streamingplattformen gegenüber klassischem Fernsehen). Wie allgemein in der Psychotherapie, so scheinen mir auch in Bezug auf die Wirkung bestimmter popkultureller Narrative pauschale Beurteilungen kaum jemals der Komplexität des Gegenstandes – einer Person mit einzigartiger, individueller Entwicklungs- und Rezeptionsgeschichte – gerecht zu werden. Vielmehr kommt es, wie so oft, darauf an, ob das individuelle Erleben *dieser* Person mit *dieser* Geschichte im sicheren Rahmen der therapeutischen Beziehung Raum bekommt und ohne zu starke Beeinflussung durch Vorannahmen und Ängste (auch und gerade der Therapeut*in) verstanden werden kann.

VI Abschließende Bemerkungen

Dieses Buch ist eine Geschichte mit offenem Ende. Ich wollte meine Erfahrungen und Gedanken als Psychotherapeut und Geschichtenliebhaber teilen, um alle, die ebenfalls eine Passion dafür haben oder sich aus anderer Perspektive dafür interessieren, wie Geschichten uns prägen, wie sie entstehen, wie sie sich entwickeln und was sie uns über uns selbst und unsere Mitmenschen lehren können, zu motivieren, von hier aus weiterzudenken, zu fragen, zuzuhören und zu erzählen. Ich selbst bin damit noch lange nicht fertig, und so ist auch dieses Buch nur eine Momentaufnahme.

Für die psychotherapeutischen Fallbeispiele habe ich bewusst versucht, möglichst unterschiedliche Fälle und Verläufe auszuwählen, um zu illustrieren, dass die Arbeit mit popkulturellen Narrativen vielseitig anwendbar sowie flexibel und kreativ gestaltbar ist. Dabei will ich diesen Ansatz nicht als grundsätzliche Alternative oder gar Konkurrenz zu wissenschaftlich fundierten Psychotherapieverfahren verstanden wissen, sondern als punktuelle Ergänzung im Rahmen der Richtlinienpsychotherapie oder anderer professioneller Settings und Methoden. Dann aber kann er, so meine Erfahrung, die Bereitschaft zur Selbstexploration stärken, den Beziehungsaufbau und die Bewältigung von Krisen in der therapeutischen Beziehung erleichtern und Patient*innen zu einer aktiven, kreativen, selbstwirksamen Rolle verhelfen.

Zum Schluss möchte ich meine psychotherapeutischen Kolleg*innen ermutigen: Haben Sie keine Angst vor Geschichten, die Sie nicht kennen! Erstens handeln, wie ich mich bemüht habe, in diesem Buch darzulegen, sowieso alle Geschichten von einer begrenzten Anzahl universeller Themen und Konflikte und sind überdies von Rezipient*in zu Rezipient*in individuell und immer wieder neu deutbar. Zweitens – und das ist noch wichtiger – ist gerade das aufrichtige Interesse von Psychotherapeut*innen an ihnen selbst wenig vertrauten Stoffen, die aber den Patient*innen wichtig sind und bei deren Reflexion sie eine Expert*innenrolle einnehmen können, für die therapeutische Beziehung oft besonders fruchtbar. Für uns gibt es dabei immer etwas zu lernen. Mindestens über unsere Patient*innen. Nicht selten aber auch über eine ganz neue kulturelle Welt, die uns noch unbekannt, vielleicht sogar zunächst suspekt ist und deren Faszination wir uns – geleitet durch unsere Patient*innen – erst erschließen müssen. Und damit letztlich auch über uns selbst.

Literatur

Abilgaard, P. (2013). *Stabilisierende Psychotherapie in akuten Krisen. PITT für die psychotherapeutische Grundversorgung*. Stuttgart: Klett-Cotta.

Ainsworth, M. D. S. (1985). Patterns of infant-mother attachments: Antecedents and effects on development. *Bulletin of the New York Academy of Medicine, 61,* 771–791.

Allegra, F. (2017). Overwatch fan theory about Symmetra finally confirmed by Blizzard. *Polygon.com*. https://www.polygon.com/2017/3/9/14873308/overwatch-symmetra-autistic (07.03.2020).

Allport, G.W. (1954). *The nature of prejudice.* Cambridge: Addison-Wesley.

Antonovsky, A. (1997). *Salutogenese. Zur Entmystifizierung der Gesundheit.* Tübingen: dgvt-Verlag.

Arbeitskreis OPD (Hrsg.). (2006). *Operationalisierte Psychodynamische Diagnostik OPD-2. Das Manual für Diagnostik und Therapieplanung*. Bern: Huber.

Argelander, H. (2014). *Das Erstinterview in der Psychotherapie.* 10. unveränderte Auflage. Darmstadt: WBG.

Ayers, J.W., Althouse, B.M., Leas, E.C., Dredze, M. & Allem, J. (2017). Internet Searches for Suicide Following the Release of 13 Reasons Why. *JAMA International Medicine, 177*(10), 1527–1529.

Baggs, M. (2109). Overwatch's LGBT characters are ›educating‹ gamers. *BBC News*. https://www.bbc.com/news/newsbeat-46795596 (07.03.2020).

Baranowski, A.M. & Hecht, H. (2015). Der CSI-Effekt: Wie Krimiserien unser Verhalten beeinflussen. *The Inquisitive Mind, 5/2015.* http://de.in-mind.org/article/der-csi-effekt-wie-krimiserien-unser-verhalten-beeinflussen (03.06.2019).

Bateman, A.W. & Fonagy, P. (2007). *Psychotherapie der Borderline-Persönlichkeitsstörung. Ein mentalisierungsgestütztes Behandlungskonzept*. Gießen: Psychosozial-Verlag.

Beauchamp, T.L. & Childress, J.F. (2019). *Principles of Biomedical Ethics*. 8. Auflage. Oxford: University Press.

Berkowitz, L. (1989). Frustration-aggression hypothesis: Examination and reformulation. *Psychological Bulletin, 106*(1), 59–73.

Bettelheim, B. (1993). *Kinder brauchen Märchen*. 2. Auflage. München: Deutscher Taschenbuch-Verlag.

Bion, W.R. (1990). *Lernen durch Erfahrung*. Frankfurt/M.: Suhrkamp.

Blothner, D. (1999): *Erlebniswelt Kino. Über die unbewußte Wirkung des Films*. Bergisch-Gladbach: Bastei Lübbe.

Borum, R. (2010). Understanding Terrorist Psychology. In Silke, A. (Ed.) *The Psychology of Counter-terrorism*. Oxon, UK: Routledge.

Bowlby, J. (1988). *A secure base: Parent-child attachment and healthy human development.* New York: Basic Books. Deutsche Übersetzung: Bowlby (2008). *Bindung als sichere Basis: Grundlagen und Anwendung der Bindungstheorie.* München: Reinhardt.

Bridge, J.A., Greenhouse, J.B., Ruch, D., Stevens, J., Ackerman, J., Sheftall, A.H., Horowitz, L.M., Kelleher, K.J. & Campo, J.V. (2019). Association Between the Release of Netflix's 13 Reasons Why and Suicide Rates in the United States: An Interrupted Times Series Analysis. *Journal of the American Academy of Child & Adolescent Psychiatry, 59*(2), 236–243.

Brockmann, J. & Kirsch, H. (2010). Konzept der Mentalisierung. Relevanz für die psychotherapeutische Behandlung. *Psychotherapeut, 55*, 279–290.

Bui, E., Rodgers, R., Chabrol, H., Birmes, P. & Schmitt, L. (2011). Is Anakin Skywalker suffering from borderline personality disorder? *Psychiatry Research, 185*(1–2), 299.

Busch, J. & Scarlet, J. (2016). The Stark Sisters: On Trauma and Posttraumatic Growth. In Langley, T. (Hrsg.): *Game of Thrones Psychology* (S. 49–59). New York: Sterling.

Campbell, J. (2014). *Der Heros in tausend Gestalten.* Frankfurt/M., Leipzig: Insel Verlag.

Charon, R. (2008). *Narrative Medicine: Honoring the Stories of Illness.* Oxford: University Press.

Chmielewski, F. (2019). Die Verleugnung der Apokalypse – der Umgang mit der Klimakrise aus der Perspektive der Existenziellen Psychotherapie. *Psychotherapeutenjournal, 18*(3), 253–260.

Clement, U. (2005). Funktionelle Sexualstörungen. In G. Rudolf (Hrsg.): *Psychotherapeutische Medizin und Psychosomatik. Ein einführendes Lehrbuch auf psychodynamischer Grundlage.* 5. unveränderte Auflage (S. 343–351). Stuttgart, New York: Thieme.

Cohen, J. (2004). Parasocial Break-Up from Favorite Television Characters: The Role of Attachment Styles and Relationship Intensity. *Journal of Social and Personal Relationships, 21*(2), 187–202.

Coyne, S.M., Stockdale, L., Linder, J.R., Nelson, D.A., Collier, K.M. & Essig, L.W. (2017). Pow! Boom! Kablam! Effects of Viewing Superhero Programs on Aggressive, Prosocial, and Defending Behaviors in Preschool Children. *Journal of Abnormal Child Psychology, 45*(8),1523–1535.

Crenshaw, M. (1988). The subjective reality of the terrorist: Ideological and psychological factors in terrorism. In R.O. Slater & M. Stohl (Hrsg.) *Current Perspectives in International Terrorism* (S. 12–46). Basingstoke, Hampshire: Macmillan.

Derrick, J.L., Gabriel, S. & Hugenberg, K. (2009). Social surrogacy: How favored television programs provide the experience of belonging. *Journal of Experimental Social Psychology, 45*, 352–362.

Derrick, J.L., Gabriel, S. & Tippin, B. (2008). Parasocial relationships and self-discrepancies: Faux relationships have benefits for low self-esteem individuals. *Personal Relationships, 15*(2), 261–280.

Doering, S. & Möller, H. (2008). *Frankenstein und Belle de Jour – 30 Filmcharaktere und ihre psychischen Störungen.* Berlin, Heidelberg, New York: Springer.

Doering, S. & Möller, H. (2010). *Batman und andere himmlische Kreaturen – Nochmal 30 Filmcharaktere und ihre psychischen Störungen.* Berlin, Heidelberg, New York: Springer.

Duke, M., Lazarus, A., & Fivush, R. (2008). Knowledge of family history as a clinically useful index of psychological well-being and prognosis: A brief report. *Psychotherapy Theory, Research, Practice, Training, 45*, 268–272.

Dulz, B. (2004). Psychoanalytisch fundierte Beziehungsarbeit. In U. Sachsse (Hrsg.), *Traumazentrierte Psychotherapie: Theorie, Klinik und Praxis*. Stuttgart: Schattauer.

Eckert, S. (2005). Psychotherapie mit älteren Patienten. In G. Rudolf (Hrsg.), *Psychotherapeutische Medizin und Psychosomatik. Ein einführendes Lehrbuch auf psychodynamischer Grundlage*. 5. unveränderte Auflage (S. 485–491). Stuttgart, New York: Thieme.

Erikson, E.H. (1966). *Identität und Lebenszyklus*. Frankfurt/M.: Suhrkamp.

Fellinger, B. (2018). *Spielfilme in der Psychotherapie*. München: Ernst Reinhardt Verlag.

Festinger, L. (1957). *A Theory of Cognitive Dissonance*. Stanford: Stanford University Press.

Fiedler, G. & Schmidtke, A. (2010). Empfehlungen für die Berichterstattung nach dem Suizid einer bekannten Persönlichkeit. Nationales Suizidpräventionsprogramm. http://www.suizidpraevention-deutschland.de/fileadmin/user_upload/Flyer/pdf-dateien/NASPRO-Medienempfehlungen_-_Suizide_bekannter_Perdsoenlichkeiten.pdf (04.06.2019).

Firus, C., Schleier, C., Geigges, W. & Reddemann, L. (2012). *Traumatherapie in der Gruppe*. Stuttgart: Klett-Cotta.

Fonagy, P. (1995). Playing with reality: the development of psychic reality and its malfunction in borderline personalities. *International Journal of Psychoanalysis, 76*, 39–44.

Fonagy, P., Gergely, G., Jurist, E.L. & Target, M. (2004). *Affektregulierung, Mentalisierung und die Entwicklung des Selbst*. Stuttgart: Klett-Cotta.

Frankfurter Allgemeine Zeitung FAZ (2015). Antwort auf »Topmodel«-Vorwurf: Magersucht? Pro Sieben nennt Übergewicht das größere Problem. https://www.faz.net/aktuell/feuilleton/medien/heidi-klum-s-topmodel-show-kann-magersucht-verstaerken-13554592.html (04.06.2019).

Frankl, V. (1946). *Ein Psycholog erlebt das Konzentrationslager*. Wien: Verlag für Jugend und Volk.

Frankl, V. (2013). *…trotzdem Ja zum Leben sagen. Ein Psychologe erlebt das Konzentrationslager*, 5. Auflage. München: Kösel-Verlag.

Freud, S. (1900). *Die Traumdeutung. Gesammelte Werke II/III*. Frankfurt/M.: S. Fischer.

Freud, S. (1913). *Totem und Tabu. Einige Übereinstimmungen im Seelenleben der Wilden und der Neurotiker. Gesammelte Werke II/III*. Frankfurt/M.: S. Fischer.

Freud, S. (1926). *Hemmung, Symptom und Angst. Gesammelte Werke XIV*. Frankfurt/M.: S. Fischer.

Fromm, E. (2001). *Märchen, Mythen, Träume. Eine Einführung in das Verständnis einer vergessenen Sprache*. 17. Auflage. Reinbek: Rohwolt.

Gardner, W.L. & Knowles, M.L. (2008). Love Makes You Real: Favorite Television Characters Are Perceived as »Real« in a Social Facilitation Paradigm. *Social Cognition, 26*, 156–168.

Gharaibeh, N.M. (2005). The psychiatrist's image in commercially available American movies. *Acta Psychiatrica Scandinavica, 111*(4), 316–319.

Glazzard, A. (2017). Losing the Plot: Narrative, Counter-Narrative and Violent Extremism. *The International Centre for Counter-Terrorism – The Hague*. http://dx.doi.org/10.19165/2017.1.08

Goethe, J.W. (1774). *Die Leiden des jungen Werther*. Leipzig: Weygand.

Goethe, J.W. (1808). *Faust – Eine Tragödie*. Tübingen: Cotta'sche Verlagsbuchhandlung.

Goldberg, L. (2019). Netflix Alters Graphic ›13 Reasons Why‹ Suicide Scene After Controversy. *The Hollywood Reporter*. https://www.hollywoodreporter.com/live-feed/netflix-alters-graphic-13-reasons-why-suicide-scene-controversy-1224489 (16.07.2019).

Goodwin, J. (2014). The Horror of Stigma: Psychosis and Mental Health Care Environments in Twenty-First-Century Horror Film (Part I). *Perspectives in Psychiatric Care, 50*, 201–209.

Götz, M. (2006). Die Hauptfiguren im deutschen Kinderfernsehen. *Televizion, 19*(1), 4–7.

Götz, M. & Gather, J. (2013). Ich habe heute leider kein Foto für dich. Die Faszination Germany's Next Topmodel. In Maya Götz (Hrsg.), *Die Fernsehheld(inn)en der Mädchen und Jungen. Geschlechterspezifische Studien zum Kinderfernsehen* (S. 473–529). München: kopaed.

Götz, M., Mendel, C. & Malewski, S. (2015). Dafür muss ich nur noch abnehmen – Die Rolle von Germany's Next Topmodel und anderen Fernsehsendungen bei psychosomatischen Essstörungen. *Televizion, 28*(1), 61–67.

Grawe, K. (1998). *Psychologische Therapie*. Göttingen, Bern: Hogrefe.

Grawe, K. (2004). *Neuropsychotherapie*. Göttingen: Hogrefe.

Grawe, K. & Grawe-Gerber, M. (1999). Ressourcenaktivierung: Ein primäres Wirkprinzip der Psychotherapie. *Psychotherapeut, 44*, 63–73.

Green, J. (2012). *Das Schicksal ist ein mieser Verräter*. München: Carl Hanser Verlag.

Greenwood, D. (2009). Idealized TV friends and young women's body concerns. *Body Image, 6*(2), 97–104.

Grosse, S. (2011). Kommentare. In U. Schulze (Hrsg.), *Das Nibelungenlied. Mittelhochdeutsch/Neuhochdeutsch*. Stuttgart: Reclam.

Grossmann, K.E. & Grossmann, K. (2003). *Bindung und menschliche Entwicklung. John Bowlby, Mary Ainsworth und die Grundlagen der Bindungstheorie*. Stuttgart: Klett-Cotta.

Gudemann, W. (1995). *Lexikon der Psychologie*. Gütersloh: Verlag Bertelsmann-Lexikon.

Haase, A.-M. (2014). Weltbilder II: Hassmusik. In U. Backes, A.-M. Haase, M. Logvinov, M. Mleztko & J. Stoye (Hrsg.), *Rechts motivierte Mehrfach- und Intensivtäter* (S. 197–248). Göttingen: V&R unipress.

Hassija, C.M. & Cloitre, M. (2014). The Skills Training in Affective and Interpersonal Regulation (STAIR) Narrative Model. A Treatment Approach to Promote Resilience. In M. Kent, M.C. Davis & J.W. Reich (Hrsg.), *The Resilience Handbook: Approaches to Stress and Trauma* (285–298). New York: Routledge.

Hayes, S.C., Strosahl, K.D. & Wilson, K.G. (1999). *Acceptance and commitment therapy: An experiential approach to behavior change*. New York: Guilford.

Heider, F. & Simmel, M. (1944). An experimental study in apparent behavior. *The American Journal of Psychology, 57*, 243–259.

Hemingway, E. (1934). Old Newsman Writes A Letter from Cuba. *Esquire*, 25–26. https://classic.esquire.com/article/1934/12/1/old-newsman-writes (06.03.2020).

Hemingway, E. (1977). *Wem die Stunde schlägt. Gesammelte Werke 3*. Reinbek: Rowohlt.

Herb, S. (2012). *Psychoanalytiker im Spielfilm. Mediale Darstellungen einer Profession*. Gießen: Psychosozial-Verlag.

Hilmer, R., Kohlrausch, B., Müller-Hilmer, R. & Gagné, J. (2017). Einstellung und soziale Lebenslage. Eine Spurensuche nach Gründen für rechtspopulistische Orientierung, auch unter Gewerkschaftsmitgliedern. *Hans Böckler Stiftung: Working Paper Forschungsförderung, Nr. 044.*

Hopson, J. (2014). The demonisation of psychiatrists in fiction (and why real psychiatrists might want to do something about it). *Psychiatric Bulletin, 38,* 175–179.

Horgan, J. (2008). From Profiles to Pathways and Roots to Routes: Perspectives from Psychology on Radicalization into Terrorism, *ANNALS American Association of Political and Social Sciences, 618,* 80–94.

Horvath, A. O., Flückiger, C., Del Re, A. C. & Symonds, D. (2011). Alliance in individual psychotherapy. *Psychotherapy, 48,* 9–16.

Horvath, A. O. & Symonds, B. D. (1991). Relation between working alliance and outcome in psychotherapy: A meta-analysis. *Journal of Counseling Psychology, 38,* 139–149.

Hyler, S. (2003). Stigma continues in Hollywood. *Psychiatric Times.* http://www.psychiatrictimes.com/articles/stigma-continues-hollywood (18.12.2019).

Hyler, S. E. & Schanzer, B. (1997). Using commercially available films to teach about borderline personality disorder. *Bulletin of the Menninger Clinic, 61*(4), 458–468.

Janis, I. (1972). *Victims of Groupthink: A Psychological Study of Foreign-Policy Decisions and Fiascoes.* Boston: Houghton Mifflin.

Janssen, P. L. & Sachs, G. (2018). *Psychodynamische Gruppenpsychotherapie: Theorie, Setting und Praxis.* Stuttgart: Schattauer.

Jung, C. G. (2001). *C. G. Jung-Taschenbuchausgabe in elf Bänden, Band 6: Archetypen.* 14. Auflage. München: Deutscher Taschenbuch-Verlag.

Jürgensmeier, G. (2007). *Grimms Märchen: Vollständige illustrierte Ausgabe.* 5. Auflage. Frankfurt/M.: Fischer Sauerländer.

Kernberg, O. F. (2002). *Affekt, Objekt und Übertragung. Aktuelle Entwicklungen der psychoanalytischen Theorie und Technik.* Gießen: Psychosozial-Verlag.

Kiel, N. (2016). Oberarme statt Oberweite. *Zeit.de.* https://www.zeit.de/digital/games/2015-04/overwatch-zarya-blizzard-frauenbild-games (07.03.2020).

Kohut, H. (1971). *Narzissmus – Eine Theorie der Behandlung narzisstischer Persönlichkeitsstörungen.* Frankfurt/M.: Suhrkamp.

Koncius, J. (2019). The tidying tide: Marie Kondo effect hits sock drawers and consignment stores. *Washington Post.* https://www.washingtonpost.com/lifestyle/home/the-tidying-tide-marie-kondo-effect-hits-sock-drawers-and-consignment-stores/2019/01/10/234e0b62-1378-11e9-803c-4ef28312c8b9_story.html?utm_term=.a57d7e97f40b (01.08.2019).

Kondo, M. (2014). *The Life-Changing Magic of Tidying Up: The Japanese Art of Decluttering and Organizing.* Berkeley: Ten Speed Press.

König, K. (1995). *Widerstandsanalyse.* Göttingen: Vandenhoeck & Ruprecht.

Krapinger, G. (2019). *Marc Aurel: Selbstbetrachtungen.* Stuttgart: Reclam.

Löble, M. (2017). Warum will der Mensch einfache Antworten auf schwierige Fragen? Kinder- und jugendpsychiatrischer Versuch einer einfachen Antwort. *Zeitschrift für systemische Therapie und Beratung, 35*(4), 174–179.

Maercker, A. (2019). *Traumafolgestörungen.* 5. Auflage. Berlin, Heidelberg, New York: Springer.

Maercker, A. & Forstmeier, S. (2013). *Der Lebensrückblick in Therapie und Beratung.* Berlin, Heidelberg, New York: Springer.

McCauley, C. & Mosalenko, S. (2008). Mechanisms of Political Radicalization: Pathways Toward Terrorism. *Terrorism and Political Violence, 20,* 415–433.

Menninger, K. (1958). *Theory of Psycoanalytic Technique*. New York: Basic Books.

Mentzos, S. (2015). *Lehrbuch der Psychodynamik: Die Funktion der Dysfunktionalität psychischer Störungen*. 7. Auflage. Göttingen: Vandenhoeck & Ruprecht.

Merten, M. (2002). Poesie- und Bibliotherapie: Nicht darauf vertrauen – nur hoffen. *Deutsches Ärzteblatt PP, 12*, 558–559.

Metcalf, M. (2017). When a Dementor From ›Harry Potter‹ Lives in Your Mind. https://themighty.com/2017/01/dementors-harry-potter-describe-depression/ (12.08.2018).

Milgram, S. (1963). Behavioral Study of Obedience. *Journal of Abnormal and Social Psychology. 67*, 371–378.

Moghadam, F.M. (2005). The Staircase to Terrorism: A Psychological Exploration. *American Psychologist, 60*(2), 161–169.

Neff, K. (2012). *Selbstmitgefühl*. München: Kailash Verlag.

Neuner, F., Schauer, M. & Elbert, T. (2002). A Narrative Exposure Treatment as Intervention in a Refugee Camp: Two Case Reports. *Behavioural and Cognitive Psychotherapy, 30*(2), 205–209.

Nietzsche, F.W. (1922). *Götzen-Dämmerung oder Wie man mit dem Hammer philosophiert. Sprüche und Pfeile, 12*. Leipzig: Alfred Kröner Verlag. https://gutenberg.spiegel.de/buch/gotzen-dammerung-6185/3 (02.08.2019).

Öri, C. (2005). Posttraumatische Störungen. In G. Rudolf (Hrsg.), *Psychotherapeutische Medizin und Psychosomatik. Ein einführendes Lehrbuch auf psychodynamischer Grundlage*. 5. unveränderte Auflage (S. 266–276). Stuttgart, New York: Thieme.

Pausch, M.J. & Matten, S.J. (2018). *Trauma und Traumafolgestörung in Medien, Management und Öffentlichkeit*. Berlin, Heidelberg, New York: Springer.

Pennebaker, J.W. & Chung, C.K. (2011). Expressive Writing: Connections to Physical and Mental Health. In H.S. Friedman (Hrsg.), *The Oxford Handbook of Health Psychology* (S. 417–437). Oxford: University Press.

Pennebaker, J.W. & Evans, J. (2014). *Expressive Writing: Words That Heal*. Washington: Idyll Arbor.

Peseschkian, H. (2017). Transkulturelle Globalisierung. Über die gesellschaftliche Verantwortung von Psychiatern und Psychotherapeuten als Pioniere, Aufklärer und Brückenbauer im heutigen multikulturellen Europa. *Nervenheilkunde, 36*, 608–615.

Petzold, H. & Orth, I. (2005). *Poesie und Therapie. Über die Heilkraft der Sprache. Poesietherapie, Bibliotherapie, Literarische Werkstätten*. Bielefeld: Aisthesis.

Pirkis, J. & Blood, W. (2010). Suicide and the entertainment media. A critical Review. http://www.mindframe-media.info/__data/assets/pdf_file/0005/6494/Suicide-and-the-entertainment-media.pdf (04.06.2019).

Poland, W.S. (2006). Struggling to Hear. *American Imago, 63*(2), 223–226.

Ranke, K. (1967). Kategorienprobleme der Volksprosa. *Fabula, 9*(1–3), 4–12. https://doi.org/10.1515/fabl.1967.9.1-3.4

Reagan, A., Mitchell, L., Kiley, D., Danforth, C.M. & Sheridan Dodds, P. (2016). The emotional arcs of stories are dominated by six basic shapes. *EPJ Data Science, 5*, 31.

Reddemann, L. (2008). *Psychodynamisch Imaginative Traumatherapie. PITT – Das Manual*. 5. Auflage. Stuttgart: Pfeiffer bei Klett-Cotta.

Reddemann, L. (2012). Was ist gute Therapie für komplex traumatisierte Patientinnen und Patienten. In C. Firus, C. Schleier, W. Geigges & L. Reddemann (Hrsg.), *Traumatherapie in der Gruppe* (S. 161–185). Stuttgart: Klett-Cotta.

Reddemann, L. & Sachsse, U. (1997). Traumazentrierte Psychotherapie, Teil 1: Stabilisierung. *PTT – Persönlichkeitsstörungen, 3*, 113–147.

Reddemann, L., Wöller, W. & Kruse, J. (2010). Opfer traumatischer Gewalt. Patientinnen mit posttraumatischen Störungsbildern. In W. Wöller & J. Kruse (Hrsg.), *Tiefenpsychologisch fundierte Psychotherapie. Basisbuch und Leitfaden*. 3. überarbeitete und erweiterte Auflage (S. 421–439). Stuttgart: Schattauer.

Riemann, F. (1961). *Grundformen der Angst und die Antinomien des Lebens*. München: Ernst Reinhardt Verlag.

Rogers, C. (2005). *Die klientenzentrierte Gesprächspsychotherapie*. 17. Auflage. Frankfurt/M.: Fischer Taschenbuch Verlag.

Ruby, C. (2002). Are terrorists mentally deranged? *Analyses of Social Issues and Public Policy, 2*, 15–26.

Rudolf, G. (2005). *Psychotherapeutische Medizin und Psychosomatik. Ein einführendes Lehrbuch auf psychodynamischer Grundlage*. 5. unveränderte Auflage. Stuttgart: Thieme.

S., L. (2020). *How ›BoJack Horseman‹ Normalized Weight Gain and Antidepressants*. https://themighty.com/2020/05/bojack-horseman-diane-weight-gain-antidepressants (22.05.2020).

Scarlet, J. (2016). *Superhero Therapy: A Hero's Journey through Acceptance and Commitment Therapy*. London: Robinson.

Scarlet, J. (2017). *Harry Potter Therapy: An Unauthorized Self-Help Book from the Restricted Section*. CreateSpace Independent Publishing Platform.

Schäfer, J.R., Jerrentrup, A. & Neubauer, A. (2010). Neue Ansätze zur Wissensvermittlung oder: was können wir vom Fernsehen lernen? *DMW Deutsche Medizinische Wochenschrift, 135*(51/52), 2596–2600.

Schneider, G. (2005). Psychoanalyse. In G. Rudolf (Hrsg.), *Psychotherapeutische Medizin und Psychosomatik. Ein einführendes Lehrbuch auf psychodynamischer Grundlage*. 5. unveränderte Auflage (S. 426–439). Stuttgart, New York: Thieme.

Schulz von Thun, F. (1981). *Miteinander reden. 1: Störungen und Klärungen*. Reinbek: Rowohlt.

Schulz von Thun, F. (1998). *Miteinander reden 3: Das ›innere Team‹ und situationsgerechte Kommunikation*. Reinbek: Rowohlt.

Schwab, G. (2011). *Sagen des klassischen Altertums – Vollständige Ausgabe*. Köln: Anaconda.

Scott, J. (2017). Researcher Explains What ›Inside Out‹ Got Wrong About Emotions. https://www.kqed.org/futureofyou/415148/researcher-explains-what-inside-out-got-wrong-about-emotions (02.08.2019).

Seligman, M.E.P. (1975). *Helplessness. On Depression, Development and Death*. San Francisco: Freeman & Co.

Shakespeare, W. (2014). *Hamlet: Englisch/Deutsch*. Stuttgart: Reclam.

Sherif, M., Harvey, O.J., White, B.J., Hood, W.R. & Sherif, C.W. (1961). *Intergroup conflict and cooperation: the Robbers Cave experiment*. University of Oklahoma Book Exchange.

Siefer, W. (2015). *Der Erzählinstinkt: Warum das Gehirn in Geschichten denkt*. München: Carl Hanser.

Smyth, J.M., Stone, A.A., Hurewitz, A. & Kaell, A. (1999). Effects of Writing About Stressful Experiences on Symptom Reduction in Patients with Asthma or Rheumatoid Arthritis. A Randomized Trial. *JAMA, 281*, 1304–1309.

Spitzer, M. (2015). *Cyberkrank! Wie das digitalisierte Leben unsere Gesundheit ruiniert*. München: Droemer.

Spitzer, M. (2018). *Die Smartphone-Epidemie. Gefahren für Gesundheit, Bildung und Gesellschaft*. Stuttgart: Klett-Cotta.

Starkey, D. (2016). How Overwatch became a rarity: The troll-free online shooter. *Wired*. https://www.wired.com/2016/05/overwatch-the-rare-positive-shooter/ (07.03.2020).

Streeck, U. & Leichsenring, F. (2011). *Handbuch psychoanalytisch-interaktionelle Therapie. Behandlung von Patienten mit strukturellen Störungen und schweren Persönlichkeitsstörungen*. 2. Auflage. Göttingen: Vandenhoeck & Ruprecht.

Tajfel, H. (1970). Experiments in intergroup discrimination. *Scientific American, 223*, 96–102.

Tajfel, H. & Turner, J.C. (1986). The social identity theory of intergroup behavior. In S. Worchel & W.G. Austin (Hrsg.), *Psychology of intergroup relations* (S. 7–24). Chicago: Nelson-Hall Publishers.

Target, M. & Fonagy, P. (1996). Playing with reality, II: the development of psychic reality from a theoretical perspective. *International Journal of Psychoanalysis, 77*, 459–479.

Tedeschi, R.G. & Calhoun, L.G. (1996). The Posttraumatic Growth Inventory: Measuring the Positive Legacy of Trauma. *Journal of Traumatic Stress, 9*, 455–471.

Thomä, H. & Kächele, H. (1985). *Lehrbuch der psychoanalytischen Therapie, Band 1*. Berlin, Heidelberg, New York: Springer.

Thomann, C. & Schulz von Thun, F. (1988). *Klärungshilfe 1: Handbuch für Therapeuten, Gesprächshelfer und Moderatoren in schwierigen Gesprächen*. Reinbek: Rowohlt.

Till, B., Truong, F., Mar, R.A. & Niederkrotenthaler, T. (2006). Blurred world view: A study on the relationship between television viewing and the perception of the justice system. *Death Studies, 40*(9), 538–546.

Ühlein, K. & Gebele, N. (2020). Menschenfreunde mit Macken. *Psychologie Heute, 47*(7), 36–40.

Victoroff, J. & Kruglanski, A. (2009). *Psychology of terrorism: Classic and contemporary insights*. New York: Psychology Press.

Von Schlippe, A. & Schweitzer, J. (1997). *Lehrbuch der systemischen Therapie und Beratung*. 3. durchgesehene Auflage. Göttingen: Vandenhoeck & Ruprecht.

Wason, P. (1968). Reasoning about a rule. *Quarterly Journal of Experimental Psychology, 20*, 273–281

Watzlawick, P., Beavin, J.H. & Jackson, D.D. (1967). *Pragmatics of Human Communication: A Study of Interactional Patterns, Pathologies, and Paradoxes*. New York: W.W. Norton & Co.

Wenninger, G. (2003). *Lexikon der Psychologie*. Heidelberg: Spektrum Akademischer Verlag.

White, M. & Epston, D. (2013). *Die Zähmung der Monster. Der narrative Ansatz in der Familientherapie*. 7. unveränderte Auflage. Heidelberg: Carl Auer.

White, M. (2010). *Landkarten der narrativen Therapie*. Heidelberg: Carl Auer.

Wiktorowicz, Q. (2005). *Radical Islam rising: Muslim extremism in the West*. Lanham, MD: Rowman & Littlefield Publishers, Inc.

Willi, J. (1975). *Die Zweierbeziehung*. Reinbek: Rowohlt.

Wirth, H.-J. (2019). Die Psychoanalyse ist lebendig und kreativ wie noch nie. *Deutsches Ärzteblatt PP, 18*(7), 306–307.

Wittgenstein, L. (1989). *Logisch-Philosophische Abhandlung: Tractatus Logico-Philosophicus*. Frankfurt/M.: Suhrkamp.

Wöller, W., Bernard, J., Kruse, J. & Albus, C. (2010). Spezielle psychotherapeutische Techniken bei Patienten mit Strukturpathologien. In W. Wöller & J. Kruse (Hrsg.), *Tiefenpsychologisch fundierte Psychotherapie. Basisbuch und Leitfaden*. 3. überarbeitete und erweiterte Auflage (S. 303–349). Stuttgart: Schattauer.

Wöller, W. & Kruse, J. (2010). *Tiefenpsychologisch fundierte Psychotherapie. Basisbuch und Leitfaden*. 3. überarbeitete und erweiterte Auflage. Stuttgart: Schattauer.

Wöller, W., Kruse, J. & Albus, C. (2010). Von der Klärung zur Deutung. Einsichtsorientiertes Arbeiten. In W. Wöller & J. Kruse (Hrsg.), *Tiefenpsychologisch fundierte Psychotherapie. Basisbuch und Leitfaden*. 3. überarbeitete und erweiterte Auflage (S. 175–189). Stuttgart: Schattauer.

World Health Organization WHO (2018). *International statistical classification of diseases and related health problems (11th Revision). 6C51 Gaming disorder*. https://icd.who.int/dev11/l-m/en#/http%3a%2f%2fid.who.int%2ficd%2fentity%2f1448597234 (02.06.2019).

Yalom, I. D. (1997). *Lying on the Couch*. New York: Harper Perennial Modern Classics. (Deutsche Übersetzung: Yalom [1998]. *Die rote Couch*. München: btb Verlag.)

Yalom, I. D. (2002). *Der Panama-Hut oder was einen guten Therapeuten ausmacht*. München: btb Verlag.

Yalom, I. D. (2005). *Im Hier und Jetzt: Richtlinien der Gruppenpsychotherapie*. München: btb Verlag.

Zajonc, R. (1965). Social Facilitation. *Science, 149*, 269–274.

Zick, A. & Böckler, N. (2015). Radikalisierung als Inszenierung. Vorschlag für eine Sicht auf den Prozess der extremistischen Radikalisierung und die Prävention. *Forum Kriminalprävention, 3/2015*, 6–16.

Zick, A., Küpper, B. & Hövermann, A. (2011). *Die Abwertung der Anderen. Eine europäische Zustandsbeschreibung zu Intoleranz, Vorurteilen und Diskriminierung*. Berlin: Friedrich-Ebert-Stiftung.

Psychosozial-Verlag

Katharina Mittlböck

Persönlichkeitsentwicklung und Digitales Rollenspiel

Gaming aus psychoanalytisch-pädagogischer Sicht

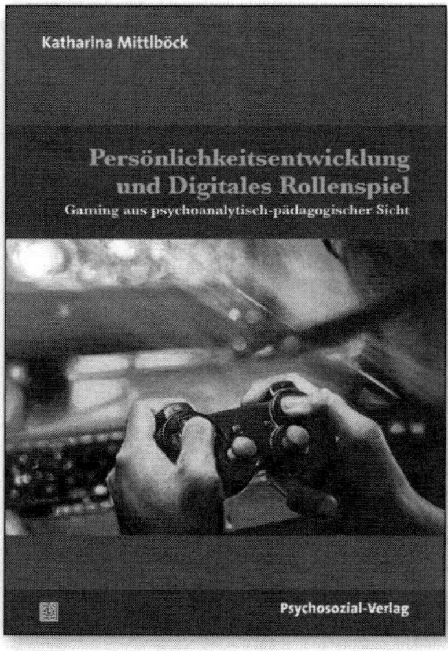

2020 · 155 Seiten · Broschur
ISBN 978-3-8379-2964-5

»Das Buch begründet das noch zu entwickelnde Feld der psychodynamischen Game Studies.«
Andreas Hamburger, IPU Berlin

»Alle, die mit Spielen in Berührung kommen – inklusive SpieleherstellerInnen – sollten dieses Buch aufmerksam lesen.«
Doris C. Rusch, Uppsala University

Digitale Rollenspiele wirken sich auf die Persönlichkeitsentwicklung ihrer SpielerInnen aus. Katharina Mittlböck setzt sich damit und mit dem Akt des Spielens aus psychoanalytischer Sicht auseinander: Durch das Eintauchen ins Gameplay können einst internalisierte Repräsentanzen von Objekt und Selbst auf Avatare respektive Spielszenen übertragen werden. Interaktionen mit Avataren eröffnen Chancen zur Modifikation dieser Internalisierungen. Sie sind somit als Akt der Persönlichkeitsentwicklung einzustufen. Diese Erkenntnis bildet eine Basis für ein besseres Verständnis des gesellschaftlich relevanten Phänomens »Digitales Rollenspiel« sowie für die künftige Entwicklung psychoanalytisch-pädagogischer Konzepte in den Bereichen Bildung und Therapie.

Walltorstr. 10 · 35390 Gießen · Tel. 0641-969978-18 · Fax 0641-969978-19
bestellung@psychosozial-verlag.de · www.psychosozial-verlag.de